抗衰力

[加] 菲利普·谢泼德（Philip Shepherd）
安德瑞·雅科文科（Andrei Yakovenko） 著

瓮长水 译

深度
正念健身的科学

U0258594

人民邮电出版社

北京

图书在版编目（CIP）数据

抗衰力：深度正念健身的科学 / （加）菲利普·谢泼德（Philip Shepherd），（加）安德瑞·雅科文科（Andrei Yakovenko）著；瓮长水译. -- 北京：人民邮电出版社，2024. -- ISBN 978-7-115-65298-0

Ⅰ. R339.3；G808.14

中国国家版本馆 CIP 数据核字第 20247QK219 号

版 权 声 明

免 责 声 明

本书内容旨在为大众提供有用的信息。所有材料（包括文本、图形和图像）仅供参考，不能用于对特定疾病或症状的医疗诊断、建议或治疗。所有读者在针对任何一般性或特定的健康问题开始某项锻炼之前，均应向专业的医疗保健机构或医生进行咨询。作者和出版商都已尽可能确保本书技术上的准确性以及合理性，且并不特别推崇任何治疗方法、方案、建议或本书中的其他信息，并特别声明，不会承担由于使用本出版物中的材料而遭受的任何损伤所直接或间接产生的与个人或团体相关的一切责任、损失或风险。

内 容 提 要

本书对遵循正念力量训练至力竭（MSTF）原则的健身方法（即深度正念健身、MSTF 训练）进行详细的介绍。经实践验证，使用该健身方法，每周只需进行 1 次或 2 次 30 分钟左右的训练，就能对抗衰老，增强力量，实现全身健康。

本书首先介绍力量训练在抵抗衰老、保持健康方面发挥的重要作用，以及力量训练的重要原则；接着阐释 MSTF 训练的原理和步骤；然后详细讲解如何进行 MSTF 训练，包括如何在正念引导下进入有助于更好完成训练的状态、如何提升 MSTF 训练的效率，以及如何使用训练器、自重和阻力带进行 MSTF 练习；最后通过 4 位 MSTF 训练实践者的分享，展现 MSTF 训练如何帮助训练者达成目标。

MSTF 训练安全、高效，适合所有年龄和活动水平的人群。任何想要提升健康水平和抗衰能力，增加生命长度，提高生命质量的个体，都能从本书中获益。

- ◆ 著　　　　　[加] 菲利普·谢泼德（Philip Shepherd）
　　　　　　　　　安德瑞·雅科文科（Andrei Yakovenko）
　　译　　　　　瓮长水
　　责任编辑　　王若璇
　　责任印制　　彭志环
- ◆ 人民邮电出版社出版发行　　北京市丰台区成寿寺路 11 号
　　邮编　100164　　电子邮件　315@ptpress.com.cn
　　网址　https://www.ptpress.com.cn
　　三河市中晟雅豪印务有限公司印刷
- ◆ 开本：690×970　1/16
　　印张：13.5　　　　　　　　　　2024 年 12 月第 1 版
　　字数：280 千字　　　　　　　　2024 年 12 月河北第 1 次印刷
　　著作权合同登记号　图字：01-2022-2816 号

定价：59.80 元

读者服务热线：(010)81055296　印装质量热线：(010)81055316
反盗版热线：(010)81055315
广告经营许可证：京东市监广登字 20170147 号

对《抗衰力》的高度赞誉

"在我所阅读的图书中,《抗衰力》提供了最全面、最令人信服的抗阻训练益处的内容。这本书关于练习选择的章节内容尤为出色,包含关于正确执行器械训练、自重训练和阻力带训练的重要、实用和详细的信息。将这些安全、有效、省时的抗阻训练指南付诸实践的人,肯定会体验到更好的肌肉骨骼反应。"

——韦恩·L. 韦斯科特(Wayne L. Westcott)博士,
昆西学院运动科学教授兼主席

"我读过成千上万本书,可惜其中没有一本真正改变了我的生活。但这本书改变了,而且来得正是时候。还好我看到这本书为时未晚。在 25 岁的时候,我可以远离一些错误的健身方法;但到 58 岁时,我就无法做到这一点了。我的身体要求我仔细倾听它并给予它所需要的东西。《抗衰力》粉碎了几十年来让我误入歧途的一些关于幸福的错误观念,并提供了明确的、充满智慧的、变革性的工具。这本书很可能会挽救我的生命。"

——杰夫·布朗(Jeff Brown),《扎根的灵性和心灵》
(Grounded Spirituality and Hearticulations)的作者

"菲利普和安德瑞改写了我们日益老龄化的、脆弱的社会故事。事实证明,力量训练可以改善人们的健康指标,提高生活质量,降低死亡风险。这本书采用一种即使最忙碌的人也无法找到借口的省时方法,引导你了解力量训练的科学知识。正念力量训练至力竭(MSTF)是这本书的核心——它鼓励你在精神和身体上服从于你对身体及其功能的理解、欣赏和改善。因为你的身体才是你最大的财富,所以这本书可能是你读过的最重要的书。"

——詹姆斯·费舍尔(James Fisher)博士,索伦特大学运动科学高级讲师

"西方社会疾病如此难以治疗的一个原因是,西方的体育文化错误地关注了身体组织。我们的问题不在于脂肪组织,而在于肌肉质量。为了解决衰老的问题(可以说衰老始于中年),我们需要优化肌肉量。《抗衰力》不仅突出了训练的重要性,还非常注重训练背后的科学知识。此书是对抗衰老问题的宝贵武器,强烈推荐你阅读它!"

——加布丽埃勒·莱昂(Gabrielle Lyon),
肌肉中心医学研究所创始人、营运总监

"这本书简直是天赐之物。这是一次令人兴奋的历史、文化和科学探索，引导人们走上身体健康和全面健康之路。事实证明，我们在很长一段时间内都是错的！菲利普和安德瑞将改变生活的智慧与令人信服的研究融为一体，提供了适合每个年龄段和人生阶段实用可行的健身方法。"

——格雷格·法兰德（Greg Farrand），第二呼吸中心执行主任

"我对大众健身行业的个人体验是：收效甚微，令人沮丧且经常受伤。后来，我遇到了安德瑞，他向我介绍了 MSTF。我立即感受到了 MSTF 的好处——但直到几个月后，我才对安德瑞的正念训练理念做出回应：我开始体验到将身体作为一个有组织的存在所带来的无数深刻感觉。从那时起，我观察到了一系列可测量的、积极的健康指标改善，包括身体成分的改善、功能性和体能的增强。《抗衰力》向所有人提供了 MSTF 的好处，使人们能够改善他们的健康寿命、功能稳定性和健康基础。我全心全意支持这本书。"

——赵晓兰，《月亮在水中的倒影》（*Reflections of the Moon on the Water*）和《内在美》（*Inner Beauty*）的作者，

加拿大多伦多晓兰健康治疗中心创始人

"我们大多数人的认知能力在成年早期达到巅峰。许多人认为，超过这个时间点的衰老是一种绝症，而非人生的自然旅程。我们担忧，但也接受随着年龄增长，认知和身体健康状况会加速衰退。现代神经科学工具使我们能够观察和操纵大脑的内部运作。然而，如何终身维持认知健康仍然是未知的。我们才刚刚开始将身心视为一个完整、不可分割的整体。通过正念力量训练至力竭，安德瑞·雅科文科和菲利普·谢泼德将运动科学中最新循证进展与古老的智慧以及对和谐身心统一的理解融为一体。没有这种融合，这些智慧和理解可能会被人们遗忘。他们的先进方法是衰老神经科学研究新前沿的典范，可以让任何愿意聆听身体信号的人不仅活得更久，而且活得更健康、更快乐。"

——W. 戴尔·史蒂文斯（W. Dale Stevens）博士，

约克大学认知与衰老神经科学及神经干预实验室主任

"如果你知道需要彻底改变自己的健身方式，只是没有时间这样做，那么《抗衰力》正是你开始的地方，你会找到属于你的乐园。"

——马克·鲍登（Mark Bowden），TRUTHPLANE® 联合创始人

"《抗衰力》传达了一种与具身相关的智慧。我们认为瑜伽是一种精神锻炼，而举重是一种低层次的生命活动。但是这种将身心分离的做法，这种对所有生命都具有精神

性的理解匮乏，让我们无法活在当下，无法成为真正的人类。《抗衰力》可以帮助我们全面健康地成长。"

——毛里齐奥·贝纳佐（Maurizio Benazzo），
Science and Nonduality（SAND）品牌的联合创始人

"《抗衰力》提供的强化方法是独一无二的。这种强化加深了我们的正念、存在以及与生活的亲密关系。《抗衰力》适合我们的时代，它可能会让你对肌肉扮演的角色有一个全新的认识。这本书引用了一些研究来阐明力量和疾病（如免疫功能、寿命、恢复能力、阿尔茨海默病、抑郁症、癌症、新冠病毒感染、失眠等）之间的联系，揭示肌肉组织的显著重要性，并展示现代生活的便利性以及日常功能所需的运动不足造成的损失。"

——卡尔·拉贝克（Carl Rabke），结构整合实践者，
Embodiment Matters 播客的联合主持人

"《抗衰力》是任何渴望新的、更高健身水平的人的终极指南。安德瑞和菲利普将引导你前行。"

——巴尼特·贝恩（Barnet Bain），
《美梦成真》（*What Dreams May Come*）的制片人

"菲利普和安德瑞让我们对健康的了解有了极大的改变。《抗衰力》将详细的前沿研究与作者多年的经验相结合，汇总成一些强有力且经常将缺失片段补全的章节——这本书给人们带来了深刻的智慧。《抗衰力》确定并提出了一个非常有说服力的论点，证明了偶尔但有规律的、非常短暂的、运动到力竭的高强度运动的好处。尝试使用菲利普和安德瑞的技巧时，我发现自己训练后的感觉非常不错，并注意到了正念训练的一些好处。许多年前我曾发誓不再去健身房，现在我发现自己又回到了这个领域，灵感来自我可以全身心地投入正念训练。除了疲惫和失败，训练过程中还会出现一些新鲜的、轻松的和意想不到的东西。在挑战自我的过程中，我对自己有了全新的认识。"

——雷切尔·布莱克曼（Rachel Blackman），身心教育家，
正念训练师，费登奎斯方法实践者

"这一革命性的循证健身计划提供了一系列身心健康益处。同样重要的是，它以深刻、独特的方式融合了正念训练，开启了一扇通往快乐、和谐的生活方式的大门。"

——康妮·肖（Connie Shaw），《沃尔特·惠特曼之道》
（*The Tao of Walt Whitman*）的作者

"我们中的许多人都梦想在晚年保持活力、强壮和健康。而残酷的现实是，我们倾向于坚持认为衰老将不可避免地夺走我们的梦想。《抗衰力》打破了这个魔咒。书中提供的简约方法是革命性的，但与我们过去 50 年来一直在做的锻炼相比，该方法的实用性极强。菲利普·谢泼德和安德瑞·雅科文科在这本书中所做的贡献将极大地改变我们为了保持健康和活力而锻炼的方式。我可以明确且坦诚地说，我对现在和晚年健康模式的看法已经永远改变了。"

——帕特·卡林顿·豪斯（Pat Carrington House），

DolphinLeadership 公司的所有者，Co-Active 公司的领导力培训高级教师

"菲利普·谢泼德是一名伟大的正念大师。他一生沉浸于身体的奥秘并从中获得了自己的深刻见解，他的作品是我们所拥有的最具预言性和实用性的作品之一。在这本非凡而精彩的《抗衰力》中，他和安德瑞提出了一种非常全面的方法，来保持身体活力充盈，并与"活力的源头"协调一致，这远远超越了我所读过的任何其他图书。这本不可多得的书让我特别感动的地方是，它的写作方式让任何人都可以阅读并从中受益，它提供了精确的实践内容，任何人都可以体验真正的全面健康和充满活力的微妙奇迹。我祝愿这本书能够获得非凡的成功，我将它推荐给我认识的每一个人，尤其是那些处于自我忽视和极大内外压力危险中的运动者。祝贺这一杰作的诞生。"

——安德鲁·哈维（Andrew Harvey），《希望》（*The Hope*）和

《母亲归来》（*The Return of the Mother*）的作者

目录

推荐序　　　　　　　　　　　　　　　　　　　　　　　　　xi

前言　　　　　　　　　　　　　　　　　　　　　　　　　　xiii

第 *1* 章　现代流行病　　　　　　　　　　　　　　　　　1

强势登场　　　　　　　　　　　　　　　　　　　　　　　2

慢性疾病——现代人的痛苦　　　　　　　　　　　　　　4

现代流行病：与肌少症相关的部分健康问题清单　　　　5

第 *2* 章　下一次健康革命　　　　　　　　　　　　　　　8

三个异常　　　　　　　　　　　　　　　　　　　　　　　11

为什么体适能始于肌肉　　　　　　　　　　　　　　　　13

肌细胞因子的魔力　　　　　　　　　　　　　　　　　　15

将力量训练视为药物　　　　　　　　　　　　　　　　　18

深度正念健身　　　　　　　　　　　　　　　　　　　　23

第 *3* 章　力量训练的原则　　　　　　　　　　　　　　　25

原则 1 和原则 2：超负荷和渐进性阻力　　　　　　　　25

亚瑟·琼斯的贡献　　　　　　　　　　　　　　　　　　26

原则 3：短暂肌肉力竭　　　　　　　　　　　　　　　　27

原则 4：仅一组练习　　　　　　　　　　　　　　　　　28

原则 5：越慢越好　　　　　　　　　　　　　　　　　　28

原则 6：充足恢复时间　　　　　　　　　　　　　　　　30

西点军校的"全面体能项目"研究　　　　　　　　　　32

关节炎、生物张拉整体和高强度训练　　　　　　　　　34

第 *4* 章　正念力量训练至力竭　　　　　　　　　　　　38

背景：两种实践的合并　　　　　　　　　　　　　　　　38

MSTF 训练　　　　　　　　　　　　　　　　　　　　　41

每周半小时的锻炼能否让你保持健康　　　　　　　　　48

血管、椅子和身体的快乐　　　　　　　　　　　　　　　51

第 5 章　在失败中茁壮成长　54

兴奋效应：一种积极的冲击　54
最重要的健身形式是什么　57
离心力量增益　58
MSTF 与骨质疏松症　59
为什么肌肉健康需要强度　60
肾上腺素反应　62
越来越年轻　63
强化线粒体　65
两个寿命调节器　66
MSTF 和减肥　67
饮食　70
自行达到力竭　71

第 6 章　具身正念　73

正念训练的益处　76
回归身体　79
第一阶段：临在　81
第二阶段：身体的流动体验　84
第三阶段：核心　87
核心锻炼　91
探索　95

第 7 章　MSTF 练习　97

充分发挥 MSTF 训练的潜力　97
基于训练器的锻炼　103
自重 / 阻力带锻炼　130

第 8 章　四段个人叙述　166

安德瑞·雅科文科（Andrei Yakovenko），新元素训练公司创始人　166
基拉·纽曼（Kira Newman），新元素训练公司私人教练　170
阿莉森·伍德罗夫（Allyson Woodrooffe），TEPP 联合开发者和联合董事　173
菲利普·谢泼德（Philip Shepherd），TEPP 联合开发者和联合董事　176

术语表　181
注释　184
我们各自和共同的感谢　195
推荐资料　198
作者简介　200
译者简介　202

推荐序

"有多少人通过阅读一本书进入了人生的新纪元！"

—— 亨利·戴维·梭罗（Henry David Thoreau）

机缘巧合是一件奇妙的事情。在某个很偶然的瞬间，你的生活可能会永远改变。我的那个时刻发生在 1977 年。当时，我是一名狂热的 BMX 赛车手，正在高中跑道的外车道上骑自行车。那一天，我看到一个 50 多岁、肌肉发达的男人在慢跑。他一结束慢跑，我也刚好结束了我的练习，于是我开始和他聊天，希望能了解到他维持身体健康的秘诀。原来，他不久前在我家几千米外开了一家名叫"诺德士"的健身房。几天后，我去拜访他，用我的清洁服务换取了每周三天的会员资格。

当第一天在老板的办公室打扫时，我看到他桌上有一本毫不起眼的书。那本印刷品有着黄色的纸质封面，看起来像一本军事领域的手册，封面上没有任何图画，只有以下文字。

《诺德士训练简报（第 2 册）》
亚瑟·琼斯（Arthur Jones）

我拿起书翻开第一页时，老板走了进来。我马上道歉，他说："没关系，你拿着吧，我买器械的时候他们给了我好几本。" 我把这本书带回家，然后躺在床上开始阅读。这是我不间断地从头到尾读完的第一本书，它改变了我的人生轨迹。

这本书不仅向我展示了如何使用诺德士器械以及如何正确训练，还推动了我的赛车生涯，为我开辟了一个全新的世界。它向我展示了逻辑的力量和通往第一性原理（first-principle thinking）的道路。它培养了我对生物学和生理学的热情，促使我进入医学领域。多年来，它引导我找到了进一步发展亚瑟·琼斯理念的其他作者，例如艾灵顿·达顿（Ellington Darden）博士、迈克·门策（Mike Mentzer）和肯·哈钦斯（Ken Hutchins）。这些作者为我提供了一种训练方法，这种方法可以让我终身保持健康而没有受伤的负担。他们还为我的想法提供了基本素材，使我能够发展自己的一些看法。

近 30 年前，当约翰·利特尔（John Little）打电话来问一个关于练习和新陈代谢的问题时，机缘巧合再次出现了。我们随后的对话促使我被邀请加入《科学健身》（Body By Science）的合著项目。在为这本书做研究时我们发现，进行抗阻训练显然不仅仅是为了锻炼肌肉。这本书出版后的几年里，涌现出了大量的科学文献，展示了骨骼肌在适当的条件下如何以有益的方式向身体的其他所有组织发出信号。在同一时期，还出现了大量关于正念和冥想益处的文献。在探索正念和冥想时，我惊讶于这种练习与高强度力量训练以协同和放大的方式融合在一起所带来的效果。

《科学健身》出版多年，我一直有一种挥之不去的感觉，认为需要编写更多关于高强度力量训练新发现的好处以及正念好处的书。《抗衰力》的合著者之一安德瑞·雅科文科在一家书店浏览时偶然发现了我的书，机缘巧合再次出现。就像亚瑟·琼斯的书为我打开了新世界一样，《科学健身》让安德瑞开始了一场冒险。这激发了他对高强度力量训练的热情，并让他对正念产生了兴趣，还让他找到了这本书的合著者菲利普·谢泼德，一系列的事件导致你眼前的这本书诞生了。对我来说，这是一个激动人心的时刻，因为菲利普和安德瑞已经接过了衣钵，准备将抗阻训练推向下一个水平。

对于正在书店阅读或在线预览这本书的你来说，毫无疑问，这也是你机缘巧合的时刻。不要将书再放回书架，别忘了将它放入你的购物车。这本书会让你的生活变得更好。你将不再是原来的你，你会惊讶于你的生活将得到的巨大改善。这一刻可能标志着你的生活进入了一个新的时代。

M. 道格·麦高夫（M. Doug McGuff），医学博士

前言

"那些认为自己没有时间锻炼身体的人,迟早会为生病腾出时间。"

—— 爱德华·斯坦利(Edward Stanley)

友谊第一,本书也是基于这一点而来。友谊的发展是迅速而自然的。我们在相遇之前,都在各自的生活中追求各自的幸福。我们热衷于用不同的方式探索获得幸福的最有效方法。我们的个人探索促使我们发展各种实践,以挑战正统的观念和文化范式。

菲利普是全球具身运动的领导人之一,写过两本关于这个主题的书,并开发出了100多种原创实践方法,以帮助人们克服文化中根深蒂固的脱离身体的习惯。这项工作被称为具身临在过程(The Embodied Present Process,TEPP)。

安德瑞是新元素训练(New Element Training,NET)公司的创始人。NET不仅是安德瑞在多伦多拥有的一家健身房,也是一种循证哲学,还是一套原则,它不仅可以增强你的力量,还可以改善整个新陈代谢的健康状况,而你每周只需进行1次或2次30分钟的锻炼。

我们相遇时发生了一些事情。我们志趣相投。不仅如此,就好像我们都持有对方所需的钥匙——追求幸福的过程中缺失的那一部分。我们的观点来自极为不同的途径,但这些观点却完全互补。在接下来的一年半时间里,我们互相训练和指导。随着友谊的加深,我们的工作也开始逐渐融合。在某个时刻,我们联合实践的协同作用是如此引人注目,以至我们给它起了一个名字——MSTF,并合作推出这本书。

《抗衰力》一书的撰写目的在于让你知道,采取一些简单的步骤就能显著改善你的健康状况并增加你的活力。书中提供的方法是我们所知道的促进整体幸福感的最有效、最省时的方法,并且得到了众多学术研究结果的支持。《抗衰力》将力量训练与具身正念相结合,提供了一种可以持续终身的实践。MSTF的本质是,如果你支持它,它就会支持你。

菲利普·谢泼德和安德瑞·雅科文科

多伦多,2021年

第 1 章

现代流行病

一个新词汇在 1988 年出现：肌少症（sarcopenia）。它确认了随着年龄增长，我们的肌肉呈现变小和减弱的趋势。这不是一个模糊的状态，也不是无关紧要的。随着时间推移，肌肉会急剧减少：在 20 岁至 80 岁之间，随着肌肉质量的下降，人们通常会失去 35% 至 40% 的力量[1]。当有人被描述为"老年人"时，我们往往会想到肌肉减少：我们认为老年人非常脆弱，站立不稳。老年人告诉我们，他们经常坐着，因为起身和移动都非常困难；或者他们难以打开沉重的门或自行过马路。简而言之，当我们想到某人变老时，我们会想到他们变得很虚弱。

然而，失去力量的影响远不止于损失奔跑或搬动家具的能力。例如，它影响我们的呼吸能力。短跑运动员能够在需要时向身体输送大量空气，这与我们认为与衰老相关的呼吸急促之间的差异主要是由于肌肉力量的差异引起的。当年轻人穿着短裤和 T 恤感到舒服，而老年人需要穿着羽绒服才感到舒适时，二者之间的体感温度差异很大程度上来自肌肉质量的差异。我们合成能量、保持苗条、抵抗疾病、保持身体挺拔的能力，都受到我们肌肉力量的影响。

"肌少症"这个词是由哈佛大学毕业的医学博士欧文·罗森堡（Irwin Rosenberg）于 20 世纪 80 年代创造的，他是对衰老过程感兴趣的松散合作研究团队的一员。在当时，这是一个相对较新的领域。现代老年学是由一项里程碑式的研究启动的，这项研究历时 20 年，于 1967 年公之于众[2]。正如罗森堡所说，该研究的发布"震惊了科学界"[3]。它以生动的统计细节阐述了随着年龄增长所发生的事实：肺功能、心脏功能、精神功能、肾功能都在下降，更不用说爬楼梯、从椅子上站起来，甚至连走路的能力也下降了。事实上，你能说出的每一种年轻人认为理所当然的功能似乎都在随着年龄的增长而退化。

然而，这项研究仍然没有回答一个大问题：能力的退化是不可避免的吗？或者有没有措施可以减缓、停止甚至逆转这种退化？为了寻找答案，罗森堡和一群同事于 1988 年聚集在阿尔伯克基，分享对衰老过程的研究。会议结束时，罗森堡被要求为他们的报告写一份摘要。当他坐在已经呈现的各种结果面前并理解它们时，一种模式开始显现：在所描述的所有与年龄相关的损失中有一个共同因素，那就是肌肉质量的减少。对罗森堡来说，这一刻是他的顿悟时刻。正如他所言："我当时注意到，随着年龄的增长，没有什么比瘦体重的下降更引人注目或更显著。"[4]

当罗森堡思考这种相关性时，他想知道为什么人们没有对此给予更多的关注。瘦体重下降是一种与衰老相关的疾病，它可能比其他任何疾病都更重要——而且它甚至没有名字。罗森堡知道，如果没有名字，它永远不会成为一个被人们认真研究的主题。因此，他利用自己的希腊语知识，提出了"肌少症（sarcopenia）"这个词。这个单词由两个希腊词根组成：sarx，意思是"肉"；penia，意思是"损失"。

强势登场

罗森堡的话并没有完全传播开来。对于发表在 PubMed[5] 上关于肌少症的科学论文的综述表明，截至 1993 年，对肌少症感兴趣的研究者仍然相当有限[6]。即便在 10 年之后，每年发表的相关论文数量仍未超过 100 篇。然而，到了 2010 年，人们对这一主题的兴趣开始呈指数增长，在 2016 年（距离罗森堡首次创造这个术语已经 28 年），"肌少症"被国际疾病分类正式确认为一种疾病。

在引入这个术语的几十年里，它的定义发生了变化。最初，罗森堡使用肌少症来描述肌肉质量随着年龄增长而下降，但研究表明，就保持健康而言，肌肉力量更为重要[7]。因此，肌少症的定义发生了变化，现在它指的是"肌肉力量下降、肌肉质量减少和身体机能受损"[8]。尽管这个术语目前主要为专业人士所熟知，但这一情况正在发生改变。范式转变的研究颠覆了旧的假设，修正了我们对保持健康的认识。在新的范式中，肌肉力量的角色从一个主要支持行走的小角色提升为代谢健康的主要守护者。正如后文所述，罗森堡可能在展望未来，他推测随着年龄增长，没有什么比肌肉质量的下降"更为重要"。

实际上，到了 2018 年，越来越多的人开始认识到肌肉在决定我们的代谢健康方面发挥的重要作用，这促使一组研究人员提议将肌肉质量视为健康的重要衡量标志之一[9]。传统上，医生通常通过检查四项指标来评估患者的健康状况：血压、心率、呼吸频率和体温。然而，在研究了各种患者（住院患者、门诊患者和长期护理患者）的结果后，研究人员一致发现，在各种情况下，肌肉质量越大，结果越好。在患有慢性阻塞性肺病的情况下，肌肉较多的患者总体存活率较高，对癌症治疗的反应更好，预后也更好；研究结果还表明，在肌肉较多的情况下，患阿尔茨海默病的概率、收住在重症监护室的时间和出现手术并发症的概率也会减少。该综述的一个重要细节显示，对于每位接受腹部大手术的肌肉质量较低的患者，平均住院费用要多花费 14000 美元[10]。

如果肌肉量正式被认定为一项生命体征，医生将能够更准确地了解患者的健康状况，并制订简单实用的方案来改善健康。

两项关于"全因死亡率"的研究强化了将肌肉量作为生命体征的理由，全因死亡率指的是任何原因导致的死亡，包括事故、疾病等。这两项研究都关注了重要的人口数量。一项研究着眼于近 200 万名健康男女的数据[11]，另一项研究着眼于近 5000 名 50 岁及以上的参与者[12]。这两项研究都得出结论，不论死因为何，低肌肉力量与显著升高的死亡风险相关。这一发现与代谢综合征、久坐时间、体育活动或其他因素无关。

随着肌肉力量在我们的健康研究中占据核心位置，肌少症对健康的广泛影响变得越来越明显。但是，肌少症是否应引起我们的个人担忧呢？大多数人都知道，随着时间的推移，我们会逐渐失去一些肌肉力量，这种情况可能在某种程度上是不可避免的。如果你注重饮食并坚持锻炼身体，你可能没有注意到从一年到下一年之间肌肉力量的显著差异。这有什么大不了的呢？然而，事

> 平均而言，人在 30 岁左右开始以每年半磅的速度失去肌肉。

实是：平均而言，人在 30 岁左右开始以每年半磅（1 磅 ≈ 0.45 千克，余同）的速度失去肌肉。这相当于在 10 年内失去了 5 磅的瘦肌肉。到 50 岁时，这一比率增加到平均每年损失近一磅的瘦肌肉。在你下次去杂货店时，看看一磅的瘦牛排，想象一下在接下来的两年里，你身上会消失同样重量的肌肉。然后思考一下，自你 30 岁生日以来已经过去多少年，平均失去了多少肌肉，你可能会意识到你的肌肉减少变得有多严重。

如果你的 30 岁生日已经过去一段时间，而你的体重仍然和当初相差无几，你可能会认为自己已经战胜了岁月的痕迹。尽管这是可能的，但研究表明，随着肌肉的减少，脂肪往往会在原有位置积累。不幸的是，体重秤无法记录脂肪和肌肉之间的差异，但你的新陈代谢可以。实际上，西方人普遍认为，随着年龄的增长，肌肉的自然减少是不可避免的，这实际上剥夺了我们的选择权。当我们看到周围的人都经历同样的情况时，我们也就接受了这个事实。然而，近几十年来，我们的生活环境发生了变化。正如《新科学家》（New Scientist）杂志中卡罗琳·威廉姆斯（Caroline Williams）所报道的那样。

根据 2016 年在美国进行的一项关于最大握力（代表整体肌肉力量）的研究，当今的男性似乎明显弱于 20 世纪 80 年代的同龄人，而下一代似乎更为虚弱。2019 年的一项研究发现，与 1998 年同样年龄的儿童相比，2014 年英格兰的 10 岁儿童在整体体能和肌肉耐力方面分别下降了 20% 和 30%[13]。

实际上，肌肉减少并非不可避免的衰老现象；然而，现代文化使得这种现象发生的可能性变得很高。我们几乎不蹲下，而是大部分时间坐在椅子上；我们乘坐汽车穿梭于世界各地，使用直梯和自动扶梯穿梭于楼层之间；我们依赖各种电器来完成修剪草坪、铲雪、扫树叶、开门、洗碗、扫地、洗衣服、搅拌蛋糕等各种任务。我们甚至寻求使用假肢来完成几乎所有可能需要身体完成的任务。与此同时，我们从文化中学到的是如何运用我们的智慧生活，将身体视为与世界互动的个人设备。只有当身体开始发生不适时，我们才真正感受到它的存在。

正如哲学家理查德·卡尼（Richard Kearney）所言，我们生活在一个"超越物质"的时代，我们的生活正与我们的身体和高速发展的智能逐渐脱节[14]。这种脱节的必然结果是，我们过于专注于不断刺激大脑的各种分散注意力的事物，而我们的身体活力逐渐减弱。没有什么比我们接受肌少症是正常的更能清楚地衡量我们身体能力的削弱了。

慢性疾病——现代人的痛苦

尽管科学进步迅猛，但当谈及我们的幸福时，我们的现代生活方式却开始让我们感到失望。在过去的 160 年里，美国预期寿命的稳步上升被中断了 3 次：预期寿命在美国内战期间有所下降，然后在第一次世界大战和 1918 年流感流行期间再次下降，2015 年开始第 3 次下降。

始于 2015 年的那次下降可能是历史上首次出现不良生活方式对预期寿命的危害风险大于外部因素对预期寿命的危害风险的情况。全球新冠大流行在这一趋势中提供了一个短暂的异常，但在大流行结束后，工业化国家再次面临的主要健康威胁不再来自传染病，而是来自非传染性和慢性疾病。慢性疾病被广泛定义为持续一年或更长时间的疾病[15]；它通常涉及高昂的成本（美国每年 3.5 万亿美元[16]）、长期的痛苦或某种形式的残疾。慢性疾病的统计数据显示，我们正在经历一场流行病。在美国，十分之六的成年人患有慢性疾病，十分之四的人患有两种或更多的慢性疾病[17]。

我们生活方式中与慢性疾病最密切相关的特征是缺乏锻炼，它被称为我们的"宿敌"[18]。因不运动而导致的慢性疾病的清单令人震惊，这些疾病包括心血管病、各种癌症、肥胖、糖尿病、高血压、认知功能障碍、肺病、骨质疏松症和脑卒中等[19]。同样，这些慢性疾病的补救措施也很明确：例如，2018 年的《生理学年度评论》（*Annual Review of Physiology*）中的一篇论文明确宣布，"应该将运动作为许多慢性疾病的药物"[20]。当我们将慢性疾病发病率与身体更活跃的人（如狩猎采集者）的慢性疾病发病率进行对比时，这一建议的智慧就体现出来了。

狩猎采集者的成年寿命是 68 岁至 78 岁，达到 60 岁或 60 岁以上时，没有患慢性退行性疾病的迹象和症状，而这些慢性退行性疾病困扰着工业化国家的大多数老年人。此外，在西方国家，各种疾病（如肥胖、2 型糖尿病、痛风、高血压、冠心病和上皮细胞癌）在狩猎采集者、园艺家和传统牧民中很少见或几乎不存在，但现在，这些疾病在年轻群体中有所增加[21]。

人们认识到，就像罗森堡所研究的那样，缺乏身体运动是大多数慢性非传染性疾病的主要原因，肌少症成了一个反复出现的主题。据估计，2000 年，美国医疗保健系统每年因肌少症相关的健康问题造成的费用可能高达 262 亿美元[22]。人们只能想象肌少症当前带来的影响。研究表明，在美国，肌少症与 6 种最致命的疾病有关，这 6 种疾病按降序排列分别为心脏病、癌症、慢性下呼吸道疾病、脑卒中、阿尔茨海默病和糖尿病。肌少症还与"各种疾病中最严重的发病率和死亡率显著相关，与年龄无关，这反映了肌少症对治疗结果的影响程度"[23]。

难怪越来越多的健康专家认为，肌少症是导致我们易患上慢性疾病的常见变量。多年来，我们显然正面临着一场健康危机。现在我们都很清楚，潜在的流行病是肌少症。这不仅说明应该将肌肉力量作为一种生命体征，还应让人们认识到，肌肉力量是我们新陈代谢健康的基石。这些是最近的研究所揭示的研究成果，其中大部分研究成果出现在过去 15 年里。这些研究成果正在改变我们理解和应对各种健康挑战的方式。例如，我们可能会关注肥胖，并决定将它作为改善社会健康状况的主要目标；但是新的研究表明，我们最好以肌肉力量为目标。"以肌肉为中心的医学"的先驱加布里埃尔·里昂博士宣称，"肥胖流行病并不是真正的肥胖流行病——而是肌肉质量低的流行病"[24]。降脂经常被误导，并且会很快导致身体的衰弱：节食通常会导致肌肉质量的急剧下降。相反，如果我们专注于增强身体，我们实际上会提升健康水平，增强功能性的瘦肌肉组织，并增加抑制健康的脂肪组织减少的可能性。

> **现在我们都很清楚，潜在的流行病是肌少症。**

我们可能同样关注痴呆（全球每 7 秒就发现一例新病例）、心脏病、骨质疏松症、糖尿病或某些癌症的惊人发病率，并将它们都理解为肌少症这种流行病的症状。美国医生、作家和力量训练生理学专家道格·麦高夫（又译麦古菲，本书采用中文版《科学健身》一书的作者中译名）宣称："现代文明的衰老和疾病与随年龄增长而发生的病理性肌肉流失完全相关：也就是肌少症[25]。"支持这种说法的科学是新的、严谨的，但此观点主要为专家所熟悉。我们希望本书能帮助这些知识在普通民众中占据应有的位置。

欧文·罗森伯格于 1988 年创造了"肌少症"这个术语，他当时面临的问题也正是所有一切给我们带来的问题：肌肉力量的下降是不可避免的吗？或者能否采取措施来减缓、停止甚至逆转它？所有的证据都表明，如果我们模仿我们祖先狩猎和采集的活动水平，事情就会好转。但是对我们大多数人来说，这是一个不现实的目标。如果通往健康之路意味着每天花几小时进行某种形式的锻炼，那么我们可能需要在保住工作和进行锻炼之间、家庭和锻炼之间、社交时间和锻炼之间做出选择。不要考虑爱好——谁还有时间去关注爱好？

然而，如果有一种方法可以刺激肌肉力量的适应能力，就像狩猎采集生活方式对它们的刺激一样，但每周只需一两次半小时的锻炼，情况会怎样呢？好消息是，运动科学已经取得了长足的进步，事实证明，如果做法得当，30 分钟的锻炼即可提供你所需的主要刺激，不仅可以让你变得更强壮，而且（正如我们将看到的）可以让你变得更年轻。

现代流行病：与肌少症相关的部分健康问题清单

· 加速生物老化 / 过早死亡

- 阿尔茨海默病

- 平衡问题

- 骨折 / 跌倒

- 乳腺癌

- 结肠癌

- 充血性心力衰竭

- 冠心病

- 深静脉血栓形成

- 痴呆症

- 抑郁和焦虑

- 与纤维肌痛和关节炎相关的不适

- 子宫内膜癌

- 勃起功能障碍

- 功能障碍（行走、站立、身体活动困难）

- 妊娠糖尿病

- 高胆固醇

- 高甘油三酯

- 高血压

- 胰岛素抵抗

- 腰背疼痛

- 心肺功能低下（最大摄氧量）

- 低代谢率

- 自卑

- 代谢综合征

- 非酒精性脂肪肝

- 肥胖

- 骨关节炎

- 骨质疏松症

- 外周动脉疾病

- 静息血压低

- 糖尿病前期

- 前列腺癌

- 类风湿性关节炎

- 胃肠传输时间缓慢

- 脑卒中

- 2 型糖尿病

- 内脏和皮下脂肪

- 免疫力下降

第 2 章

下一次健康革命

"在我们的生活中，最有价值的学习行为是忘掉不真实的东西。"

——安提西尼（Antisthenes）

本书的合著者菲利普于 20 世纪五六十年代在多伦多郊区长大。尽管他童年时的家依然存在，但周围的世界已经发生了翻天覆地的变化。在这本书的背景介绍中，有一个引人注目的细节：直到 1971 年他离开家的时候，他从未见过一个成年人跑步，甚至骑自行车，没人这样做。

他的经历是那个时代人们的典型经历。在 20 世纪 60 年代中期的美国，只有 10 万人自认为是慢跑者。但 1968 年，一场健康革命正在进行中——其影响至今仍在我们身边。对这一变革产生最大影响的是那一年肯尼思·H. 库珀（Kenneth H. Cooper）的《有氧运动》（Aerobics）一书的出版。在该书中，你可以找到你需要知道的关于如何变得健康的一切内容：准确地说，该书介绍了哪些练习最适合你，你应该如何进行锻炼，以及你每周需要做多少运动（基于一个简单的积分系统）。更为重要的是，你可以在不进入健身房或购买特殊设备的情况下优化你的健康状况——如果你愿意，你可以通过步行来实现这一点。

库珀的建议有着强大的背景。库珀本人是一名医学博士，他拥有公共卫生硕士学位，并作为一名空军医生为宇航员研究和设计健身计划。本书的绪论部分由美国空军卫生部长撰写，他建议空军、海军和加拿大皇家空军采纳库珀的建议。

有氧运动对我们文化的影响是难以估量的。库珀很快成为全国最著名的健身专家，数百万人开始听从他的建议。到 20 世纪 90 年代中期，超过 3400 万人开始定期跑步。《有氧运动》被翻译成 41 种语言，连同库珀的其他图书，销量超过了 3000 万册。也许最能说明《有氧运动》一书影响力的是"有氧运动"这个词是如何在我们的语言中扎根的。这个词在库珀创造出来之前是不存在的。就像《第二十二条军规》（Catch-22）一样，这本书的书名很快成了一个文化参考点。

这本书传达的主要信息是什么？有氧运动不仅简单，而且为人们所熟悉，因为作为一种文化，我们已经将其视为不言而喻的真理。该书的主要论断如下。

- 最真实的健康衡量标准是耐力健康，正如库珀所写："与纯粹的肌肉力量几乎没有关系"[26]。

- 增强体质的关键是增强心脏和肺部的健康，以及身体向需要氧气的细胞输送氧气的能力。

- 最好、最有效的运动是步行、慢跑、游泳和骑自行车。

- 谈到健身，力量训练没有任何价值。库珀说："据我所知，没有什么方法可以将一项严格的肌肉锻炼提升为一项耗氧活动，从而产生训练效果并获得积分[27]。"如果一项活动没有获得积分，那是因为该活动对你的健康毫无益处。

- 在一周内累积的积分越多，步行、跑步、骑自行车或游泳的次数越多，健身效果就越好。

作为一种文化，我们仍然以这些原则为指导，世界上大多数当前的锻炼指南都强调了这些原则，其中重点是有氧健身，而力量训练则几乎是事后才提到的[28]。在各个国家和机构中，标准建议是每周进行 150 分钟的适度运动（例如散步或园艺）或 75 分钟的剧烈运动。例如，2010 年英国体育活动指南声称："任何关于力量训练和柔韧性对健康有益的声明都被定位为次要的，不如成年人每周至少进行 150 分钟有氧活动的主要信息重要[29]。"在英国，符合这一建议要求的人数占总人口的 15% 至 20%。参加举重运动的女性比例为 0.9%，男性为 5%[30]。

库珀的书引发的革命建立了我们现在优先锻炼的等级制度：有氧运动最为重要，其次是灵活性，而力量训练排在第 3 位。该书的正统观念也影响了对健身训练的研究，因此人们的主要关注点是有氧健身[31]。事实上，这本书的主张已经巩固了我们对健身的心态。举个例子：在《有氧运动》一书出版 50 年后，马丁·吉巴拉（Martin Gibala）的《一分钟锻炼》（*The One-Minute Workout*）问世。这是一本很棒的书，提倡高强度间歇训练，吉巴拉是健身领域的先驱研究者。但他在书中声称："有氧健身恰好是对保持长寿、健康和积极生活，以及对抗衰老和避免许多慢性疾病最重要的健身形式[32]。"这是一种很绝对的说法，可能是直接从《有氧运动》一书中摘录的。但这种说法的真实性有多高呢？

人类生来就会运动。活动使我们保持健康。有氧健身很重要，我们不希望从中获取任何错误假设。但是自从《有氧运动》出版以来，已经过去了半个多世纪，在此期间，人们进行了大量创造性的、严谨的研究，促进了我们对生理学、身体化学、细胞代谢以及不同形式的锻炼可以刺激身体的特定适应性的理解。因此，我们能够反思库珀的畅销书中给出的建议，发现其中的错误，并摒弃那些假设，甚至摒弃那些我们已经内化为珍贵信念的假设。这使我们能够充分利用自那以来一直在进行的突破性研究，其中大部分研究是最近才开始进行的。

当我们将对库珀信息的上述总结与后续研究对这个问题的揭示相结合时，我们发现它的每一个断言都具有误导性：不接受肌肉力量为健康的基石；认为适度有氧活动的增加足以优化健康；认为有氧运动提升的适应性主要在于心血管和呼吸器官；有氧运动越多越好的观念根深蒂固。如果我们要为下一场健康革命（一场扭转肌少症的革命）让路，我们需要对每一个主张进行现实核查。

值得称赞的是，库珀本人并没有坚持为自己的建议辩护；他仍然致力于根据新的证据进行测试、调查和修改。具有讽刺意味的是，尽管他的思想在发展，他的书中所传达的信息在大众的理解中仍然是僵化的。他在 1995 年承认："这让我有点受不了，因为我是这一切的始作俑者[33]。"

1984 年，当库珀的朋友吉姆·菲克斯（Jim Fixx）在外出慢跑时因心脏病突发而猝死时，他的疑虑开始显现。根据库珀的建议，这是不应该发生的。菲克斯当时只有 52 岁，他每周定期跑 60 英里（1 英里 ≈ 1.61 千米，余同），他是健身方面的权威，是《跑步全书》（The Complete Book of Running）的作者，该书已成为跑步者的"圣经"。在接下来的几年里，库珀试图解释这种异常现象，并最终得出结论：菲克斯是遗传因素的受害者。

然而，类似的故事不断发生：有氧运动教练、铁人三项超级运动员、马拉松冠军、奥运会冠军，都在相对年轻的时候死于绝症。到 20 世纪 90 年代中期，库珀发现了 150 个这样的案例。他开始意识到存在过度锻炼的可能——过高的目标可能变得致命。"我知道科学证据已经证明，定期锻炼对身体健康和高效生活至关重要，"他解释道，"但我错误地认为锻炼越多越好——跑步、骑车或游泳的时间越长，你就会越健康[34]。"事实证明，你完全有可能在以牺牲健康为代价来提高有氧健身能力。

这并不是库珀对自己的想法所做的唯一调整。他反对锻炼肌肉是基于这样一种信念：较大的肌肉会给心脏带来过度的压力。当发现事实并非如此时，他进行了更深入的研究，并成为力量训练的支持者，向其客户推荐力量训练[35]。

然而不幸的是，公众的看法仍然受制于库珀最初的主张，这些影响是如此广泛，以至于它们继续影响着公共卫生政策、对患者的医疗建议、健身教练采用的方法以及我们自己的个人锻炼习惯。尽管研究表明，即使人们认真遵守官方的健身指南，每周花两个半小时进行适度锻炼，发病风险因素和全因死亡率也只是略有下降[36]。人们重视身心健康，并希望做对他们的健康最有利的事情，但我们在真正有效的健身方法方面被误导了。我们在适度锻炼上投入了无数的时间，结果却发现它并不能真正带来人们所希望的好处。潮流正在慢慢发生转变，英国政府 2019 年的体育活动指南实际上更强调了肌肉强化而不是有氧锻炼 [37]，但如果要真正摆脱有氧运动高于一切的热潮，我们需要评估现有的研究，就像库珀在他的朋友吉姆·菲克斯去世时所做的那样。

三个异常

在支持某种理论时，存在一种过于主观的倾向，即忽略不太合适的异常现象。然而，这正是我们的期望可能变得混淆的地方，也是我们最需要研究的地方。有时异常现象可能只是一个容易解释的、毫无意义的信号；有时它可能表示理论需要改进的地方；有时它可能指出范式转换和新理论的必要性。因此，让我们考虑一下在我们对健康的理解中被广泛接受的 3 个理论基础，看看它们如何应对研究中发现的异常现象。

让我们从关于心血管健康的理论开始。由于心血管疾病是全球范围内死亡的主要诱因，人们特别期待能开发出一种不仅可以指示一个人心血管健康的现状，还可以预测其未来患心血管疾病（如脑卒中、冠状动脉疾病或心脏病发作）风险的简单测试。

努力实现这一期望的核心是这样一种理论：即某人的有氧健身能力是其心血管健康的最可靠指标。这是马丁·吉巴拉所支持的观点，他将有氧健身称为"最重要"的健身形式；随着理论的发展，它似乎是在陈述一个显而易见的事实——尽管进行有氧健身的吉姆·菲克斯不合时宜的心脏病猝死可能会引起一些怀疑。该理论的核心是跑步机压力测试，逐渐增加受试者行走（或跑步）的速度和倾斜度。跑步机测试通过测量最大摄氧量来确定一个人的有氧健身能力，最大摄氧量指在增加强度的运动中，这个人的身体可以利用氧气的最大速率。

认识到身体健康与降低心血管疾病风险之间的相关性，来自哈佛大学、印第安纳大学和其他地方的一组研究人员推断，可以从跑步机压力测试结果中收集和分析的所有数据中检测到未来问题的迹象。他们对 1562 名男性消防员进行了为期 10 年的大规模跟踪研究 [38]。这是本书中仅有的几项只涉及男性的研究之一（也有几项研究只涉及女性），但结果却是令人信服的，其影响对女性和男性同样重要。

从 2000 年 1 月 1 日开始，每个消防员都到印第安纳州的一家诊所报到，填写一份内容详尽的问卷，测量身高、体重、血压和静息心率，并接受包括跑步机压力测试在内的基线体能评估。此外，大多数消防员（1104 人）还被要求做尽可能多的俯卧撑，以跟上每分钟 80 拍的节拍器。在接下来的 10 年里，消防员们在诊所接受定期的医疗监测，并报告了所有心血管事件。在长达 10 年的研究中，总共报道了 37 例心血管相关事件。

当收集到数据后，研究人员将跑步机压力测试的结果与报道的已发生的心血管问题进行了比较，以了解从中可以挖掘出哪些相关性。但是他们还有第二组数据，这组数据来自完成了俯卧撑测试的参与者。因此，他们设立了另一个类别，根据他们能完成多少俯卧撑来组织这些人。当对所有数据进行比较时，研究人员惊讶地发现，与复杂且非常昂贵的跑步机压力测试提取的任何测量值相比，简单的俯卧撑测试与某人未来心血管疾病风险的关联性更强。正如该研究报告的那样，"与次最大压力测试所估计的最大摄氧量相比，俯卧撑能力与未来心血管疾病风险的相关性更高[39]"。事实上，研究发现，与完成不到 10 个俯卧撑的参与者相比，完成 40 个以上俯卧撑的参与者患心血管疾病的可能性要低 96%。

与压力测试相比，俯卧撑测试与某人未来心血管疾病风险有更强的关联。

这些发现很容易让人联想到臂力与长期心血管健康之间的关系，但事实远不止如此。首先，这一发现有利于男性，男性通常比女性更容易做俯卧撑；但这种暗示毫无意义。其次，俯卧撑涉及全身肌肉，包括背部、胸部、核心部位，甚至在某种程度上还包括腿部——所以俯卧撑是整体力量的一个指标。此外，俯卧撑并不能客观地衡量肌肉力量；它表示相对于体重的肌肉力量。因此，肥胖倾向也是一个影响因素，在跑步机测试中也是如此。不过，总的来说，这项研究令人惊讶的结果是，与跑步机压力测试中挖掘的任何数据相比，某人可以完成的俯卧撑数量与未来的心血管健康的相关性更可靠，跑步机压力测试结果一直被认为是确定心血管健康的黄金标准。

我们了解健身的另一个基础理论属于从库珀的原著中传承下来的"遗产"：当我们进行有氧运动并提高我们的最大摄氧量时，我们看到的改善主要来自肺部、心脏和血管系统功能的适应性。库珀对此解释得非常合理：耐力依赖于肺和心脏的效率，与肌肉力量没有太大关系[40]。对我们来说，这听起来不仅仅是一个理论——似乎还是一个不言自明的事实。但是让我们仔细来看看。

1976 年发表了一项有趣的研究，该研究旨在阐明体育锻炼在身体中引起的适应会在多大程度上影响身体组织的局部或全身。有人提出，当心血管系统的功能在运动后表现出有所改善时，这种改善至少部分是因为四肢肌肉的适应性。为了阐明这个问题，该研究对 13 名志愿者进行了为期 4 周的固定自行车训练，并将他们分成 3 组，分别对每组采用不同的锻炼方案。两组每周至少 4 次，只用一条腿训练：其中一组进行单腿冲刺间歇训练，另一组进行单腿耐力训练。第 3 组训练双腿，但只用一条腿做耐力训练，另一条腿只做冲刺间歇训练。

在为期 4 周的项目开始前，对所有参与者的有氧健身指标进行测量，并在项目结束时再次进行测量。结果很有启发性。例如，当前两组中的自行车手只使用训练过的腿进行重新测试时，与第一次测试相比，他们的心率出现了"显著下降"，但用未训练过的腿进行重新测试时差异非常小[41]。此外，进行耐力训练的那组自行车手在使用训练过的腿进行重新测试时，最大摄氧量增加了 23%，而"用未训练过的腿进行重新测试时最大摄氧量只是略有增加[42]"。换句话说，有氧运动会影响肺、心脏和血管系统的适应性；但使有氧健身的主要适应性得到改善的是有氧健身中所使用的肌肉。这个结论与库珀的主张完全相反。

这项研究的结果具有重要意义。例如，如果你的主要运动是跑步，你腿部肌肉的力量和有氧健身能力将会得到提高，但其他方面几乎没有得到提高。你的背部、手臂和腹部核心的肌肉基本上不会受到影响，因此仍然会受到肌少症的影响。

我们已经看到了两个挑战假设的异常现象：与跑步机压力测试相比，一组男性做俯卧撑的能力与未来心血管风险的相关性更强；心血管适应性实际上主要发生在肌肉组织中，而不是心脏和肺部。

我们要考虑的第 3 个异常现象挑战了"健身"具有一般身体素质的观点：一些人绝对比其他人更健康，而且无论进行何种活动，身体素质都会表现出来。

道格·麦高夫不仅是一名急诊室医生，还被公认为世界上最顶尖的力量训练专家之一。他与他人合著了关于该主题的经典著作《科学健身》。该书中的一个故事颠覆了一般的健身理论。在麦高夫于空军服役时，每个人都必须定期进行标准化的体能测试，其中包括在骑测力计健身自行车时监测心率。麦高夫小组中有两个是有竞争力的跑步者——非常健康，对测试毫不担忧。小组中还有一个身材走样、明显超重的家伙。但他也非常聪明。在测试前的两周里，他每天下班后都去健身房，并按照可能在测试中遇到的确切条件进行训练：他使用相同的自行车，设置相同的阻力，进行相同时间的训练。他的测试结果如何？正如麦高夫所说，"他的得分是所有人中最高的，而那两名据说非常适合有氧运动的有竞争力的跑步者却未能通过测试[43]"。

因此，健身远非心血管系统的普遍适应，而是肌肉对环境压力的一种特定且经济的反应。强调这些异常现象的原因并不是要挑肯尼思·库珀的任何错误。他的信念是诚实的，随着新信息的出现，他对其信念进行了调整，他热衷于帮助人们过上更好的生活，激励了许多人离开沙发，开始运动。我们的目标是消除长达半个世纪以来人们对健康的误解所造成的影响，而此时澄清问题变得无比重要。

为什么体适能始于肌肉

尽管人们普遍希望保持健康，并通过投资来改善健康，但我们的健康水平却正在倒退——就像有人建议你穿着卧室拖鞋尝试攀登冰山一样。当你在错误的指示下工作时，很难获得动力。所以让我们最后看一下库珀的原始指令。这是《有氧运动》一书中的一段话，其中巧妙地总结了根植于我们集体文化意识中的假设。

肌肉健身是有一定的价值，但它太有限了。它只关注身体中的某个系统，某个最不重要的系统之一，对重要器官或整体健康的有益影响非常有限。这就像在一辆真正需要大修发动机的汽车涂上一层可爱的新漆。耐力健身才应该是你的目标。它将确保训练效果的所有好处，而不仅可以改善你的肌肉，还可以改善你的肺、心脏和血管。耐力健身是建立所有形式的健身的基础[44]。

库珀的"油漆涂层"类比表明，他认为肌肉力量所起的作用只是表面的。

自从写下这些话后，他们提出的几乎每一个主张都受到了一些研究者的驳斥。我们提到过的道格·麦高夫和北美顶尖健身作家之一的约翰·利特尔合著了《科学健身》，他们在书中提供了这一问题的最新消息。讽刺的是，他们的话与库珀的话完全相反。正如库珀声称人们对肌肉力量的关注"太有限"一样，麦高夫和利特尔认为人们对有氧功能的关注也很有限。氧代谢是有氧运动的重点，发生在细胞内；但这只是心血管系统所依赖的众多细胞代谢适应之一。心血管系统不断与整个细胞进行交换，并且将受益于细胞代谢的所有成分都可以得到改善，以优化这些交换。正如麦高夫和利特尔解释的那样。

库珀错误地认为代谢过程的有氧部分是最重要的，甚至比维持代谢通路的整体性更重要。而事实上，后者才更有助于人体正常运作和健康。他坚持认为，代谢过程的有氧部分可以并且应该被孤立出来单独训练。他在这方面的主张后来被证明是没有根据的[45]。

麦高夫和利特尔解释说，如果你想激活"有助于人体正常运作和健康的代谢通路"，那么从肌肉开始是有意义的。肌肉是我们心脏、肺、血管和能量代谢所服务的基本力学系统。

随着肌肉力量的增加，必要的支持系统（包括有氧系统）的功能必须增强。这解释了为什么许多中年人和老年人患肌少症时会严重缺乏力量和耐力，因为每当肌肉的质量和力量下降时，它所有的代谢系统也都缩小了规模[46]。

这种说法是完全有道理的：削弱肌肉的力量，支持肌肉力量所需的所有代谢系统也会减弱。想象一下随着全身肌肉的变弱所产生的累积效应。

这个发人深省的想法让我们回到了起点——肌少症。但是我们似乎仍然忽略了这个难题的一些关键部分：肌肉变弱怎么会对我们的整体健康产生如此有害的影响？肌肉力量和各种看似不相关的疾病之间一定存在某种隐藏的联系。肌肉力量如何预防糖尿病、老年痴呆症、癌症或脑卒中等疾病？它如何改善我们的免疫力、骨骼强度和心血管系统，以及它支持的许多其他系统为何似乎与肌肉没有什么关系？这个谜题的答案在于最近引入英语的另一个词：肌细胞因子（myokine）。

肌细胞因子的魔力

有时候，我们对锻炼的重要性和益处的认识似乎是最近才出现的，但实际上，这种认识自古以来就存在了。一位生活在公元前 600 年左右的印度医生苏斯鲁塔（Susruta）开出了预防和治疗疾病的处方。他断言，运动可以最大限度地减少肥胖和糖尿病对身体的不良影响，改善消化，促进肌肉发育，并提高精神警觉性。为了让该处方生效，应该每天运动，而且运动强度应该达到引起呼吸困难的程度。他写道："疾病会从一个习惯于定期体育锻炼的人面前消失[47]。"这是 2500 年之前所写下的内容。

从那以后，运动的有益效果一直被人们称颂。人们一直以来都很清楚运动是有效的。如果它的好处可以制成药丸出售，那么每个人可能都会服用它。但是运动为什么如此有效呢？在 20 世纪的大部分时间里，人们都知道，当肌肉收缩时，会发生一些影响全身其他组织和器官的事情。影响效果很明显——但这似乎有点像爱因斯坦对量子纠缠的描述"超距幽灵作用"。实现运动的深远益处的未知机制被称为运动因子——但它可能是什么以及它是如何发挥作用的是一个引人注目的谜，几十年来，这个谜题一直困扰着研究人员。曾经有人推测，肌肉收缩

肌肉不仅可以用来移动我们的四肢；它还是一个内分泌器官！

可能会刺激或调节神经系统的变化，但这一理论在 20 世纪 90 年代后期被搁置。

然后在 21 世纪初，由本特·克拉伦德·彼得森（Bente Klarlund Pedersen）领导的一个研究小组有了一个惊人的发现：当肌肉收缩时，它会产生类似激素的信使分子。肌肉不仅可以用来移动我们的四肢，它还是一个内分泌器官！每当它开始工作时，就会产生和分泌内分泌信号介质，"在运动对几乎所有细胞类型和器官的有益影响中，都有这些介质的参与[48]。"这是一个令人兴奋的发现。长期以来困扰研究人员的"运动因子"终于找到了。运动对整个身体都有好处，因为当我们让肌肉参与运动时，它们会释放出支持每个系统的类似激素的蛋白质。

彼得森和她的合作者于 2003 年发表的一篇名为"寻找运动因子"的论文中宣布了这一发现[49]。该论文还给我们提供了一个新词来命名这种特殊的蛋白质。"myokine（肌细胞因子）"和"sarcopenia（肌少症）"一样，由两个希腊词根组成：myo 的意思是"肌肉"，kinesis 的意思是"运动"（故有人将"myokine"译为"肌动因子"）。彼得森在后来的一篇论文中指出了这一发现的重要性，她在论文中总结道："肌肉产生肌细胞因子的发现创造了一种范式转变，并揭示了新的科学、技术和学术视野[50]。"

这种范式转变的价值甚至超越了彼得森提出的视野。它为未来几十年人们对运动和健身的新理解奠定了基础。一旦你了解了肌细胞因子对维持全身健康方面的作用，你就会对运动的益处有新的认识，并能更好地了解如何最大程度地发挥这些益处。肌肉与肌细胞因子的关系很简单：肌肉越强壮、越大，收缩就越剧烈，产生的肌细胞因子就越

多。麦高夫把这个简单的正比例关系放到了特定环境下，他说："一定强度的运动可以产生激素活性物质，这些物质可以实现我们想做的一切来逆转现代文明的疾病[51]。"换句话说，肌细胞因子消除了与肌少症有关的疾病的流行。

肌细胞因子的来源——骨骼肌——是身体中重量或体积最大的器官：它通常约占男性总体重的 40% 和女性总体重的 30%，尽管这一比例会随着肌肉减少而下降。肌肉也是人体最大的内分泌和免疫器官。肌细胞因子以 3 种方式影响身体组织：肌细胞因子会影响产生它们的肌肉（一种帮助肌肉生长、代谢脂肪和处理废物的"自分泌"功能）；肌细胞因子会影响附近的其他肌肉（"旁分泌"功能）；肌细胞因子会影响全身所有其他组织和器官（一种内分泌功能）。

肌细胞因子的内分泌作用是由等待被它们触发的受体实现的。例如，人们已经在脂肪、骨骼、肝脏、胰腺、心脏、大脑和免疫系统中发现了肌细胞因子受体。据推测，还有更多的受体有待发现，因为自从首次检测到肌细胞因子以来，已确定有 600 多种受体，人们对其中相对较少的受体进行了研究，以确定其生物学功能[52]。

但是，无论在体内何处发现了肌细胞因子受体，它们都已经准备好对微量的化学信使做出反应。以下是对肌细胞因子影响我们健康的一些方式的简单概括。

• 脂肪：肌细胞因子有助于减少危险的内脏脂肪，还有助于将白色脂肪组织（增加体内炎症）转化为棕色脂肪组织（产生热量）。

• 骨骼生长：肌细胞因子可以提高骨密度，直接对抗骨质疏松症。

• 能量：肌细胞因子可以增加静息能量消耗。

• 血管：肌细胞因子会刺激血管生成——新血管的形成。

• 炎症：肌细胞因子可以减少慢性全身炎症。

• 器官：肌细胞因子可以改善胰腺、肝脏和肠道功能。

• 大脑：肌细胞因子可以改善学习和记忆。

• 胰岛素：肌细胞因子提高了我们对胰岛素的敏感性，降低了患糖尿病的风险。

• 免疫系统：肌细胞因子可以参与免疫细胞的募集和激活。

• 癌症：肌细胞因子具有抗肿瘤作用，可以降低患结肠癌、前列腺癌和乳腺癌等肿瘤疾病的风险。

即使在本摘要的有限范围内，也很容易理解为什么科学家们花了这么长时间才确定

"运动因子"：肌细胞因子对身体的影响是全身性的，没有任何组织或器官不受影响——从而使得追踪影响来源变得很复杂。此外，长期以来，肌肉一直被认为是一种具有单一功能（移动身体）的特殊组织。然而，事后看来，我们可能已经预料到，大自然凭借其经济天赋，会充分利用身体中如此巨大和主要的资源，而不仅仅将肌肉用于运动，特别是考虑到收缩的肌肉会影响整个身体：我们的呼吸、心率、激素活动、食欲、血液化学、体温——活跃肌肉与我们体内的每一次新陈代谢交换都有关系。

道格·麦高夫指出，人类在进化过程中会优先考虑运动。与植物不同，我们依靠运动来获取食物并避免成为食物。因为我们的基本生存依赖于运动，所以运动是我们保存最完好的生物功能。因此，正如麦高夫解释的那样，运动产生的信号（如肌细胞因子产生的信号）将在确定我们所有其他器官的健康状态方面发挥重要作用。最近的研究揭示了这一点。2020 年发表在《细胞》（Cell）杂志上的一项研究测量了短时间的运动（比如在跑步机上锻炼 9 分钟左右）对血液中 17000 多种不同物质的影响。值得注意的是，这些物质中超过一半的物质会在短时间锻炼后发生了变化：血液中 9815 种不同分子的水平是通过各种促进健康的转变进行协调的——一些分子的水平会上升，一些下降，还有一些会在一小时后停留在新的水平。正如《纽约时报》（New York Times）健身专栏作家格蕾琴·雷诺兹（Gretchen Reynolds）所描述的调查结果：

分子的类型也很广泛，一些分子会参与能量供给和新陈代谢，另一些分子会参与免疫反应、组织修复或食欲调节。在这些类别中，分子水平会在一小时内发生变化。例如，可能增加炎症的分子会在早期激增，然后开始下降，被其他可能有助于减轻炎症的分子所取代。"这就像一首交响乐，"斯坦福大学遗传系主任、该研究的资深作者迈克尔·斯奈德（Michael Snyder）说，"首先奏响的是铜管乐器，然后是弦乐器，再然后所有乐器都开始加入[53]。"

这是一个很好的比喻：当肌肉开始工作时，它会协调身体中的各个系统，就像指挥家协调交响乐的演奏一样。几千年前，我们的肌肉整天都在工作——早在获得椅子、冰箱和汽车提供的便利之前。在肌肉缺乏常规压力的情况下，就会出现肌少症，身体的交响乐就会失去指挥。"对此我们能做些什么呢？"这个问题有很多答案；但是对肌少症最直接有效的策略就是力量训练。肌少症是一种肌肉的损耗；力量训练可以发展肌肉。正如我们所见，肌肉变得越强壮，肌肉收缩越剧烈，它产生的肌细胞因子就越多。

在后面的章节中，我们将了解力量训练是如何协助实现长寿、提高有氧健身能力、改善柔韧性和减轻体重的，以及它如何帮助逆转骨质疏松症。不过，在结束本章之前，让我们回顾一下力量训练如何影响我们现代流行病中一些更为突出的慢性疾病。这是一个非常恰当的结尾，可以让我们看看为什么肌肉力量已经占据舞台中央。

将力量训练视为药物

逆转糖尿病

血液中天然存在糖分，为细胞提供持续运作的能量。如果血液中的糖分过少，细胞功能就会受损。然而，过多的糖同样会造成严重破坏。葡萄糖是高度反应性的，可能损害细胞结构和向我们重要器官供血的血管。随着时间的推移，这种损害会增加心脏病发作、患心脏病、患肾病、出现皮肤问题以及眼睛、神经和大脑损伤的风险。进化为身体提供了胰岛素来调节血液中的糖分。在我们摄入碳水化合物后，血糖往往会升高，因为碳水化合物会分解成葡萄糖进入血液。作为响应，身体会释放胰岛素，将葡萄糖输送到需要它的细胞中，并从血液中清除多余的葡萄糖，将其储存起来以备后用。

肌肉质量越低，储存葡萄糖的能力就越小。

储存过量葡萄糖的主要方式有两种。有些葡萄糖以糖原的形式储存，大约 80% 的糖原储存在肌肉中[54]，这是有道理的，因为肌肉在工作时需要能量。然而，这也突显了肌少症可能带来的可怕后果：肌肉质量越低，储存葡萄糖的能力就越小。当葡萄糖无法储存在肌肉中时，如果它留在血液中，血管就会处于危险之中。因此，身体会采用第二种储存方式，将葡萄糖转化为脂肪。这意味着两个人在吃完同样一顿饭后，可能会有两种不同的代谢结果：肌肉健康的人能够将大部分过剩的葡萄糖吸收到充足的肌肉中储存，而患有肌少症的人则会将大量葡萄糖转化为脂肪。

进化并没有让我们的身体适应我们现代的、高糖的、高碳水化合物的饮食。当这些饮食负荷导致患有肌少症时，健康风险会增加：碳水化合物摄入量的增加和储存空间的减少不仅导致脂肪增加，还会降低胰岛素的有效性。我们的胰岛素受体主要存在于肌肉细胞中，它们开始失去对胰岛素做出适当反应的能力。随着胰岛素抵抗的恶化，就会出现我们所知的慢性疾病——糖尿病。2017 年，糖尿病给美国造成了 3270 亿美元的损失[55]，而且糖尿病的患病率在不断上升。当比较 1935 年和 2010 年的全球糖尿病统计数据时，发现在人口仅增长两倍的时期内，糖尿病患者增加了 14 倍以上[56]。预计到 2050 年，三分之一的美国成年人将患有糖尿病[57]。

一旦你理解了肌少症和糖尿病之间的关系，就会发现流行病学数据显示"瘦体重（肌肉质量）越大，胰岛素越有效"这并不足为奇[58]。但这提出了一个问题：如果处于糖尿病边缘的人增加他们的瘦肌肉质量，他们患糖尿病的趋势能否逆转？一项名为"对抗糖尿病"的令人鼓舞的随机对照试验探索了这个问题。该试验招募了一些肥胖的、处于糖尿病前期的老年人，并监督他们在 3 个月内进行每周两次的力量训练。在这一时期结束时，34% 的人达到了正常的葡萄糖耐量，尽管他们仍然肥胖[59]。我们经常被警告额外脂肪可能导致糖尿病，但很少有人告诉我们，增强肌肉可以帮助我们预防糖尿病。

另一项引人注目的研究涉及患有 2 型糖尿病的成年人，他们在为期 12 个月的训练内，每周参加 5 次或 6 次有氧训练，并且每周参加 2 次或 3 次力量训练。到年底，75% 的参与者已经能够减少他们的降糖药物，56% 的参与者已经完全停止服药。正如 2019 年《生理学年鉴》（*Annual Review of Physiology*）中所写的那样，这项研究"表明 2 型糖尿病可能是一种可逆的慢性疾病，将运动作为药物可能与服用降糖药物一样有效[60]"。此外，我们特别感兴趣的是，有证据表明，在改善胰岛素敏感性和降低血糖指标方面，抗阻训练可能比有氧运动更有效。这当然符合安德瑞在 NET 中的经历。他的一个客户克里斯（Chris）在验血显示糖化血红蛋白（A1c）水平高到危险程度后出现在了健身房里。A1c 测试结果可以反映过去 2~3 个月的平均血糖水平。测试数据高于 5.7% 则被认为是处于糖尿病前期，克里斯的测试数据为 8.2%。在和安德瑞一起训练了 4 个月并注意饮食后，克里斯又进行了一次测试。克里斯的内分泌医生惊讶地发现：他的 A1c 水平从 8.2% 下降到了 6.7%，记住，A1c 水平是过去几个月的平均值。在测试当天，他的血糖测量值为 5.9 毫摩 / 升[61]。

力量训练与慢性炎症

慢性全身炎症对细胞功能的影响类似于沙子对轴承滚珠功能的影响——会造成严重破坏。慢性炎症引起的细胞破坏出现在一长串与之相关的疾病中，这些疾病包括癌症、心血管疾病、糖尿病、哮喘、关节炎、狼疮、慢性阻塞性肺病和神经退行性疾病。

炎症分泌物最常见的来源之一是脂肪——但不是任意一种脂肪。事实上，一些皮下脂肪，尤其是下半身的脂肪，可能有助于预防慢性疾病[62]。然而，深层脂肪的作用正好相反。深层脂肪存在于肝脏、骨骼肌，尤其是内脏中，是细胞因子的有效来源。促炎性细胞因子是促进炎症反应的细胞因子。你可能听说过新冠病毒感染者死于"细胞因子风暴"——一种炎症反应，这种反应使身体的免疫功能失效，并会攻击自身细胞。

我们已经注意到，肌细胞因子可以抑制慢性炎症——所以力量训练在这个层面上可以提供帮助。但肌细胞因子还有助于减少促炎性细胞因子的来源：它减少了内脏周围形成的深层脂肪。一项研究发现，连续 25 周每周进行 3 次抗阻训练的老年妇女可以减掉大量内脏脂肪，同时将她们能举起的最大重量增加了 38%[63]。另一项研究对患有 2 型糖尿病的老年男性进行训练，这一点尤为重要，因为腹部脂肪与胰岛素抵抗密切相关。在完成连续 16 周每周两次的渐进性力量训练后，这些人的腹部脂肪显著减少，但有趣的是，这些人的体重没有发生明显变化：内脏脂肪减少的重量被增加的肌肉所取代[64]。因此，他们既受益于释放促炎性细胞因子的组织的减少，也受益于释放抗炎的肌细胞因子的组织的增加。综上所述，力量训练可以在减少全身慢性炎症和相关风险因素方面取得重大胜利。

力量训练与心血管健康

心脏病是世界范围内死亡的主要原因。通过心血管健康解决这一危机是有氧运动的主要关注点——当然，我们从那本书中学到了如何将心血管健康与有氧健康联系起来。毫无疑问，改善心肺健康会降低患心血管疾病的风险。但是肌肉力量的提高也能做到这一点——我们在研究中看到的一种效果是，与跑步机压力测试相比，俯卧撑能力与未来心血管风险的关联性更可靠。

其他研究已经证实了力量训练和心血管健康之间的关系。一项对 12000 多名男性和女性的长期研究发现，独立于任何有氧训练，每周进行不到一小时力量训练的人心脏病发作和脑卒中的风险降低了 70%[65]。这是一个不错的时间投资回报。同样令人印象深刻的是另一项研究发现，每周 30 分钟的力量训练与每周 2.5 小时的快走同样能降低心脏病发作的风险[66]。

在了解力量训练改善心血管健康的各种方式时，你应该对它们的以下效果并不感到惊讶。

- 增加肌肉质量和力量，从而改善肌细胞因子反应。

- 减少腹部脂肪（内脏脂肪和皮下脂肪），从而减少炎症。

- 降低血压。

- 提高有益胆固醇，降低有害胆固醇。

- 减少血液中的甘油三酯（甘油三酯是一种脂肪，会导致动脉硬化或动脉壁增厚）。

- 改善循环系统的功能，帮助新血管生长，减少动脉硬化[67]。

尽管有这些明显的好处，但出于安全考虑，很少人为心脏病患者开出力量训练的处方[68]。例如，有人提出，举重训练会给心脏带来危险。然而，安大略省麦克马斯特大学对该问题进行的一项研究回顾报告称，"对身体或代谢脆弱的人来说，抗阻训练（RET）不如有氧运动训练（AET）安全，这是一种误解，缺乏经验证据[69]"。事实上，在汇总 5 项关于老年心血管疾病患者抗阻训练安全性的研究数据时，人们发现"与 AET 相比，实际上 RET 心血管不良并发症的发生率更低[70]"。

力量训练与癌症

似乎每个人的生活都受到癌症的影响，无论是个人亲身经历，还是通过他们认识的人的经历。2018 年，世界卫生组织报告称，每年有 1400 万新病例记录在案，其中许多疾病与久坐不动的生活方式有关[71]。

与此结论相类似，研究还表明，一个人肌肉的力量和质量越低，死于癌症的风险就越高[72]。力量训练对许多增加癌症风险的状况有调节作用，如胰岛素抵抗、慢性炎症和内脏脂肪。力量训练还可以促进降低癌症风险。例如，一种称为白细胞介素 –6（IL–6）的肌细胞因子通过支持自然杀伤细胞浸润肿瘤来减小肿瘤体积。奇怪的是，这种效应只通过运动才被观察到：当静脉注射 IL–6 时，它对肿瘤生长没有明显的影响[73]。

力量训练还通过激活对细胞健康至关重要的两个要素来降低患癌症的风险。这两个要素可能被称为"刽子手"和"清理 / 回收队"。"刽子手"，科学上称为凋亡，规划适当的细胞死亡。当细胞没有按时死亡时，就有可能导致肿瘤细胞的增殖[74]。清理 / 回收队负责收集细胞碎片，并对其进行回收，以帮助在称为自噬（字面意思是"吞噬自我"）的过程中生成新的年轻细胞。与细胞凋亡一样，清理 / 回收是由运动诱发的[75]。

考虑到所有这些因素，英国一项关于力量训练和癌症风险的研究结果虽然令人惊讶，但也不无道理：来自 8 万名 30 岁以上成年人的数据显示，每周两次力量训练可以使癌症死亡率降低 34%。相比之下，遵守英国的有氧运动指南（每周 150 分钟中等强度运动或每周 75 分钟剧烈运动）并没有带来统计学上的益处。此外，该研究发现，每周至少进行一次力量训练的癌症幸存者的全因死亡率降低了 33%[76]。

力量训练与心理健康

运动对心理健康的积极影响已得到充分证实——运动可以促进认知功能（尤其是随着年龄的增长）和心理健康。然而，为了与我们的理解模式保持一致，许多关于这些影响的研究都集中在有氧运动上，因此，让我们了解一下力量训练，看看它是如何累积的，这会非常有趣。

认知衰退在老年人中普遍存在。事实上，近 50% 的 70 岁以上的人会表现出阿尔茨海默病的病理特征[77]。但好消息是，"遗传和运动习惯对最终发展为痴呆症的风险贡献大致相同[78]"。无论你的基因是什么，你都可以选择通过运动降低患痴呆症的风险。

有效实施这一选择的过程，可以帮助你认识到"肌肉"和"精神"之间的紧密相关性。例如，一项名为"将握力作为监测认知衰退进展的手段"的描述性研究表明，握力（整体力量指标）更强的人"在记忆力和反应时间测试中得分更高，在言语和空间能力评估中也是如此。这意味着握力下降可以作为认知能力下降的标志[79]"。这与说俯卧撑成绩可以作为未来心血管风险标志一样违反直觉。

幸运的是，影响是双向的——提高肌肉力量的人在认知能力方面也有显著提高。"心理和抗阻训练研究"对 100 名有轻度认知障碍的成年人进行了研究——轻度认知障碍会增加患痴呆症的风险。参与者每周进行 2~3 天的力量训练，持续 6 个月，并接受 18 个月的随访。训练不仅显著提高了他们的整体认知功能——测试表明，即使在训练结束后的 18 个月后，这些改善仍保持不变[80]。

力量训练还提供了心理益处。一项关于成人力量训练对精神健康益处影响的研究发现，这些益处包括："减轻疲劳、焦虑和抑郁患者的症状；缓解骨关节炎、纤维肌痛和腰背疼痛患者的疼痛；提高老年人的认知能力；提高自尊心[81]"。

抑郁症是一种非常普遍的疾病——它影响着全球 3 亿多人，是欧洲代价最高的精神疾病。因此，考虑一项旨在确定力量训练的抗抑郁效果的综合分析会特别有趣。该分析研究了涉及 1877 名参与者的 33 项随机临床试验，并得出结论："无论健康状况如何，无论抗阻训练的总运动量如何，也无论力量是否得到显著改善，抗阻训练都可以显著减少成年人的抑郁症状[82]。"

另一项研究针对的是被临床诊断患有抑郁症的老年人。值得注意的是，该研究发现，在为期 10 周的每周 3 次抗阻训练课程后，约 80% 的参与者不再出现临床抑郁症[83]。这是一个令人震惊的结果，该结果表明肌少症流行可能是抑郁症广泛发病的基础。力量训练的另一个值得注意的益处是，它的干预"没有与抗抑郁药物和心理治疗相关的副作用和高成本"[84]。

力量训练、跌倒与受伤预防

跌倒是一件很严肃的事情。继道路交通伤害之后，跌倒是全世界范围内意外死亡的第二大原因。世界卫生组织的一份报告指出，每年有 3730 万人因严重跌倒而需要就医[85]。跌倒与肌少症密切相关：随着肌肉损失的增加，跌倒的风险也会增加，因此到 65 岁后，跌倒成为最常见的受伤原因和创伤性死亡的头号原因。

为什么肌少症与跌倒的风险如此紧密相关，原因非常明显。如果有人开始失去平衡，只要他们能够在摔倒的方向上足够快地移动一条腿，并且这条腿能够支撑他们倒下的体重，他们就有可能会稳住自己不摔倒。腿的速度和它提供的支撑都取决于腿部的力量。一项名为"老年人通过力量训练改善平衡"的研究考虑了力量的增加（独立于任何平衡训练）是否会改善一组 65 岁至 85 岁受试者的平衡能力。在 12 周的时间里，他们定期进行腿部弯曲和腿部伸展训练，并逐渐增加负荷。3 个月后，测试显示"训练群组中的个体的下肢力量和平衡能力都有显著提高"[86]。

在这种情况下，力量训练的一个相关优势是它减少了受伤的机会。当作用于人体结构上的外力超过保持内部完整性的承受能力时，就会对人体造成伤害。随着支持人体结构的肌肉变得更强壮，这种内在的完整性也会变得更强。安德瑞的一个客户玛尔塔（Marta）生动地展示了这种效果，她在 40 多岁时成了 NET 的常客。她之前曾因下背部的问题做过两次手术，但是她觉得自己通过训练变得更强壮了，并坚持了下来。后来有一天，她在下楼时滑倒了——当然，考虑到她的背部问题和住院史，她对自己可能遭受的伤害感到非常恐惧。当她站起来时，她惊讶地发现自己完全没事。一周后，她在冰上又滑了一跤——她再次毫发无伤地站了起来。毫无疑问，是力量训练救了她。

深度正念健身

当本章即将结束时，让我们利用本章中所展示的发现来阐明本书标题的意义。正如我们所看到的，肌肉不仅仅是一种被动资源，不只在我们需要爬楼梯或移动家具时，才会调用它；它还具有主动性，每当肌肉以某种有意义的运动强度参与运动时，身体的每个组织都会从中受益——而且这些益处会随着运动强度的增加而增加。

有很多非常不错的健身方法，最重要的是，如果你在运动并享受运动，那么你正在为你的健康做一些积极的事情。但你的肌肉质量是你新陈代谢健康的基石，许多形式的运动对逐步增强肌肉整体力量几乎没有什么帮助。如果你不增强肌肉，你的健康基石就会遭到侵蚀。如果你增强肌肉，你的健康基石就会更加牢固，从而为你的身心健康提供支持。

这就是我们所说的深度正念健身的目标。深度正念健身并不是又开发出一个独立的健身细分市场。深度正念健身指创造一种支持整体健康的资源，其中包括有氧健身、柔韧性增强、心理健康、精神健康，当然还有力量增强。深度正念健身指在你的身体中建立和保持新陈代谢能力的储备，这将增强你健康的各个方面。深度正念健身会让因肌肉减少而破坏的东西得到恢复，包括身体所依赖的几乎每一个器官、系统和组织。深度正念健身可以帮助你对抗疾病、防止受伤、保持精神警觉、保持活跃和精力充沛、更快地从受伤或疾病中恢复、保持强壮的骨骼、保持身体肌肉群的平衡，并享受积极的前景。正如本书将在接下来的章节中展示的那样，你可以通过每周一到两次半小时的训练来实现深度正念健身，这种健身方式是缓慢的、专注的，并会充实你的整个生活。

深度正念健身提供了这种可能性，那么如果我们能够利用两个相关领域的最新进展（我们对代谢健康和运动科学的理解），我们就可以将自己从对有氧健身的狭隘关注中解放出来，并利用最有效的方法提高我们的整体健康水平。随着时间的推移，我们可以变得更强大，逆转肌少症的破坏，并重写关于变老意味着什么的叙述。

然而，除此之外，深度正念健身还有另一个同样重要的方面，它以一种非常不同的方式丰富了你的生活——因为深度正念健身还意味着与身体建立一种新的关系，避免欺凌或胁迫，并尊重与生俱来的智慧。深度正念健身的另一个方面不是增强我们的肌肉，而是增强我们的身体基础，增强我们在世界上的存在感。

这样做的必要性既紧迫又难以让人理解。我们已经被彻底训练成与身体形成一种对抗关系，以至于我们认为这种对抗是正常的。我们被训练成活在我们的头脑中，俯视身体，仿佛身体是我们与物质世界互动和穿越物质世界的可用机制。但身体机器是不完善的，有时它会摇摇欲坠，而且偶尔还会背叛我们。我们要么会觉得自己是身体机器的受害者，要么对身体施加我们的意志，试图让它按照我们需要的方式运行。

有时我们向身体施加意志是为了身体自身好。身体需要保养，需要锻炼。因此，大脑中的内在声音接管了一切，告诉身体什么时候应该做什么，有时还会对它大喊大叫，让它更加努力，就像我们可能会用我们的要求攻击一头负重的野兽一样。在这样的关系中，双方都会受苦。然后，我们只能将"得到足够锻炼"的理想作为一种暂时的痛苦来忍受，我们为了所谓的身体益处而忍受该痛苦。我们不期待锻炼身体，而且可能倾向于用"仅此一次"的借口来忽略它，尤其是在锻炼身体占用了我们生活中其他更紧迫事情的时间时。在某个时刻，当我们忽然意识到我们已经有一段时间没有锻炼身体时，我们就会产生一种挫败感。最终，在被忽视和压抑足够长的时间后，身体就会想办法让它变成我们生活中的头等大事。

随着时间的推移，我们可以变得更强大，重写关于变老意味着什么的叙述。只要我们保持这种对身体的疏远性对抗的现状，真正的健康就会远离我们。在这方面，请记住健康（health）一词来自一个拉丁单词，意思是"整体"，记住这一点很有帮助。整体代表着没有分裂或强迫——它是一种和谐的状态。如果我们坚持身体没有智慧的想法，我们就永远无法获得整体的和谐。在这种想法的控制下进行力量训练，就像是把身体当成一只哑兽，因此我们必须通过激励、鼓动、鞭策、批评等手段来达到最终对自身有益的目的。这种关系使得任何高要求的锻炼计划都无法长期持续下去，除非是具有非凡意志力的人。

即使你成功地仅靠意志力维持了一项力量训练计划，你也会错过它提供的最伟大的馈赠。力量训练提供了一种随处可得的对身体智慧的最直接、最切实、最有经验的探索。我们所面临的一个深层次个人选择没有任何情况比此时更加清晰地呈现：是将你的意志强加于你的身体并让它听命于你，还是让自己与它的古老智慧相融合，后者让你完全活在当下，遵从身体自己的发展方向，进行有意义的锻炼。

如果我们能够将"心智"理解为遍布于我们每个细胞的智能，而不仅仅是头脑中不安的、隐秘的思想，那么我们就可以开始在力量训练中发现一种与众不同的正念训练。随着在实践中的深入，你会发现自己正在提供一种新的身心健康范式，在这种范式中，你的思想、身体、精神和存在感都会变得更强大。这是我们每个人生来都必须遵循的一种转变，也是我们整个社会迫切需要的一种转变。这种新的范式也是《抗衰力》一书所推荐的范式，希望它能帮助我们进入正念世界。你可以亲身体验这种新范式即本书要介绍的核心方法：MSTF。

后续章节将引领你踏上 MSTF 之旅。第 3 章讲述了一个起源故事，探讨了我们对力量训练的理解如何演变成那些有助于形成 MSTF 原则的历程。接下来的 3 章中，每一章都专门介绍了 MSTF 得名的 3 个方面之一：正念、力量训练和锻炼肌肉至暂时力竭的好处。这 3 个方面的共同作用，使得 MSTF 不仅成为我们所知道的最有效的增强力量的方式，还使它成为最有吸引力和最能改善生活的方式。第 4 章专门讨论了力量训练的 MSTF 原则；第 5 章探讨了让肌肉暂时力竭的价值；第 6 章介绍了 MSTF 带来的丰富的正念体验。第 7 章提供了一系列练习，通过这些练习，你可以在家中或健身房里将 MSTF 付诸实践。第 8 章，也是本书的最后一章，提供了有 MSTF 体验的 4 个人的描述。第 8 章的后面，是本书的术语表，以及注释与参考资料。但首先，让我们来看看关于 MSTF 的起源故事。

第 3 章

力量训练的原则

1665 年，剑桥大学因伦敦那场大瘟疫而停课，艾萨克·牛顿（Isaac Newton）当时是那里的一名学生，他躲到了他家位于伍尔斯索普庄园的农场。他的"隔离"场景在我们后来的后疫情时代中变得非常熟悉，这为他提供了实现一些重大发现的机会。他创立发展了微积分，并证明了白光包含可见光谱中的所有颜色。此外，由于对苹果从树上落下感到好奇，他想到了万有引力。1667 年，他回到剑桥时展示了他的发现，后来他写信给一个朋友："如果我看得更远，那是因为我站在巨人的肩膀上。"

MSTF 同样欠"巨人"一个类似的债务，尽管那些"巨人"不断质疑、实验、测试、钻研和研究（尽管规模较小），以建立最有效的增加力量的方案，并帮助确定受这些方案刺激的健康促进适应能力的惊人范围。MSTF 的故事始于那段历史性的旅程。

原则 1 和原则 2：超负荷和渐进性阻力

长期以来，大众对健康的追求受到直觉的支配，还受到希望和时尚的驱动。现在，许多方面仍然如此。但是，在力量训练的专业领域，已经有一些杰出的先驱阐明了清晰的、基于研究的原则，使力量训练尽可能高效。6 个这样的原则形成了 MSTF 的基础。

第一个被发现并明确说明的原则就是所谓的超负荷原则。它源于威廉·鲁（Wilhelm Roux）于 1905 年提出的一个理论，称为"活动过度（aktivitats hypertrophie）"理论。该理论指出，肌肉的大小、力量和耐力不仅仅是遗传特征，还是随时间推移长期形成的结果。1917 年，鲁的学生威利·G. 兰格（Willi G. Lange）阐明了超负荷原理：肌肉只有在需要完成超出其习惯负荷的工作时才会得到增强。这仍然是力量训练的基本原则。

超负荷原则引出了第二个原则：渐进性阻力。这表明，随着时间的推移，肌肉因要对超出其习惯的阻力做出反应而变得更强，所以必须逐渐增加阻力，以便通过刺激获得进一步增强。渐进性阻力训练的经典示例是生活在公元前六世纪的克罗托内的米洛（Milo of Croton）验证的。众所周知，他得到了一头刚出生的小牛，他每天举起小牛锻炼身体，带着它到处走，直到小牛变成了一头成年公牛。他的"渐进式超负荷训练"方案非常成功，据说，米洛曾 6 次赢得古希腊奥运会冠军。

亚瑟·琼斯的贡献

在 20 世纪，有无数学者研究健身和肌肉力量，但没有一位学者像高中辍学的亚瑟·琼斯一样，在重塑我们对力量训练的理解和制订相关原则方面做出如此大的贡献。他被定义为一个古怪的天才，干劲十足，极度自信，有时脾气暴躁。他有 6 个妻子，一生大部分时间都在吸烟，他的农场里饲养了各种奇异动物，他特别喜欢一条 18 英尺（1英尺 =30.48 厘米，余同）长的澳大利亚鳄鱼，名叫戈麦克（Gomek）。据报道，亚瑟·琼斯的个人座右铭是，"年轻的女人，更快的飞机，更大的鳄鱼"。

琼斯对力量训练的兴趣可以追溯到他十几岁的时候。当时他对肌肉杂志上的文章感到沮丧，因为它们缺乏创新。他在杠铃上添加了链条，使得当杠铃在运动范围内移动时，链条改变了他举起的重量。在二三十岁时，他过着冒险的生活。然而，在 20 世纪60 年代，他身无分文地从非洲回到美国。非洲日益严重的冲突和政治动荡对他在那里的生意产生了灾难性的影响。从那时起，他开始全身心地投入举重训练的研究。

他致力于一段时间的训练原则和训练设备的实验，他很快就迷上了一个重要的、被忽视的事实：在举起重物时，比如举起手臂，在运动范围的某个阶段，手臂具有机械优势，并且可以产生更大的力量。而在其他阶段则可能面临机械劣势。这意味着手臂可以举起的最大负荷受到它们可以通过杠杆作用最薄弱点移动的重量的限制。琼斯设想了另一种可能性：如果阻力可以在运动范围内增加或减少，以匹配肌肉的能力，那么阻力在肌肉产生较少力的运动部分就会较低，而在肌肉产生较大力量的运动部分就会较高。如果存在这种可能，肌肉将在整个运动范围内得到适当负荷，并会更快地变得更强壮。

根据这个概念，琼斯开发了诺德士系列运动器械，并很快成为黄金标准。诺德士运动器械对世界各地健身房的影响怎么强调都不为过。在诺德士之前就有一些健身器械，但它们相当笨重，也不太受欢迎。那时的健身房通常提供一些不受欢迎的设施，有很多镜子，许多彪形大汉在那里汗流浃背，呻吟着，举起重物并通过锻炼增加体重。

正如倍力健身（Bally Total Fitness）的前高级副总裁约翰·怀尔德曼（John Wildman）谈论诺德士时所说的那样，"诺德士设备让我们走出了石器时代。当健身房中只有哑铃和杠铃时，人们对（健身房）行业的看法是，健身房里只有力量举运动员和健美运动员[87]"。诺德士为人们带来了当今大多数健身房流行的整洁、干净、有序的器械环境。

除了效率，诺德士设备还使得举重训练变得更安全和更容易。简单介绍一下，你就可以正确使用诺德士器械。相比之下，你需要几个月的时间才能掌握在深蹲或硬拉中使用自由重量的技能。凭借自身的优势，诺德士公司也适时上市——在 20 世纪 70 年代初，当时受有氧运动启发的健身热潮开始流行起来。诺德士不仅变得非常受欢迎，最终销量也非常强劲，以至于琼斯在福布斯美国 400 富豪榜名单中赢得了一席之地。今天，当你走进一家有一排排闪亮的运动器械的典型健身俱乐部时，你就走进了亚瑟·琼斯的世界。他扩大了健身俱乐部用户的范围，将普通男性和女性都包括在内，使得建立俱乐部成为大生意。当琼斯于 2007 年去世时，《纽约时报》上发布的讣告中指出，他"帮助改变了健身行业和普通人的锻炼方式[88]"。

琼斯有如此大的影响力的部分原因是，他不仅提供了前所未有的运动器械，还开发了一种全新的力量训练理念。他的建议与当时公认的做法背道而驰。力量训练的方式（很大程度上仍然如此）是为给定的练习选择一个重量，并按照固定的重复次数完成练习，例如 15 次卧推。这些重复练习构成了一组练习。在短暂休息后，你需要完成第二组重复 15 次的练习。继续重复多组练习，直至达到你的目标组数，可能是 3 组，也可能多达 10 组。琼斯宣扬了一种不同的方法，并通过《铁人》（*Iron Man*）杂志的社论版传播这种方法。他声称自由重量无法提供全面锻炼；诺德士公司的设备可以使肌肉更加强壮，并减少疲劳；通过运用他的原则，你可以在很短时间内增强力量。琼斯的建议随着时间的推移而不断演变，以适应他正在进行的研究的结果。最终，他阐明了力量训练的另外 4 个原则，以补充兰格的超负荷原则和克罗托内的兰格的渐进性阻力原则。总而言之，这些原则构成了所谓的高强度训练的基础。

原则 3：短暂肌肉力竭

琼斯在 20 世纪 70 年代引入了他的训练方案，其有效性已经得到广泛的测试和充分证实。鉴于该训练方案的传承和成功率，你可能会认为高强度训练是世界各地健身房中最常见的锻炼方式——但随意的观察表明并非如此。菲利普经常四处旅行，举办研讨会，并在旅途中寻找可以进行 MSTF 常规训练的健身房。无论是在美国、加拿大、欧洲（除了我们将在后面讨论的 Kieser 训练训练）、新西兰还是澳大利亚，他还没有看到其他人在这些健身房里慢慢运动至力竭。人们总是在做重复多次的多组相当快的常规锻炼。如果你喜欢这种锻炼方式，自己又有时间，且不会让自己受伤，那么这样做没什么错。但研究表明，高强度训练可以在很短的时间内提供相同的结果。

亚瑟·琼斯非常清楚力量训练的目的：刺激肌肉的适应性反应，使它们变得更强壮。我们从威廉·鲁那里了解到，随着时间的推移，肌肉力量会随着锻炼而增强。威利·G. 兰格阐述了"超负荷原则"，即只有当对肌肉的需求超过其习惯负荷时，肌肉才会变得更强壮。琼斯在此基础上更进一步：他意识到当肌肉训练至力竭时（即反复举起某个重物，直至无法再举起），适应刺激可能达到了它的极限。琼斯称这一点为"短暂肌肉力竭"——这不一定是一个漫长的过程：你可以在不到两分钟的时间内让肌肉短暂衰竭。当你这样做的时候，你会在身体中引发一连串的反应，除了其他效果，这些反应还会促进肌肉的增强。第 5 章详细讨论了训练至力竭带来的影响。

原则 4：仅一组练习

现代运动科学中产生了一条经验法则："强度比持续时间更重要"。当谈到刺激积极的适应性时，你付出的努力比坚持的时间更重要。无论你是在做有氧运动（高强度间歇训练就是该经验法则的例证），还是在做力量训练，这条法则都适用。琼斯意识到，如果力量训练的目标是刺激肌肉适应，那么让肌肉达到力竭的运动强度就能胜任此任务。同样的道理，你可以完成 3 组练习，每组练习重复 12 次，而不需要激活任何真正的适应，前提条件是这几组练习没有使肌肉负荷超出其习惯负荷。但琼斯还意识到，如果你在一组练习中就运动至力竭，就没有必要再做一组练习，更不用说再做两三组练习。正如琼斯所说，刺激已经提供到位——再打开电灯开关就毫无意义。

琼斯的断言得到了一些研究的反复证实。1997 年进行的一项研究就是此类发现的典型代表。一些生理学家召集了一群业余举重运动员，并将他们分成 3 个群组，进行为期 10 周的研究。每组运动员都被分配了包含一系列不同练习的训练方案：一个群组每项练习做 1 组，另一个群组做 2 组练习，第三个群组做 4 组练习。在训练结束时，测试显示，1 组与 2 组或 4 组在促进肌肉力量、体型和上肢力量方面一样有效[89]。其他研究一再证实了同样的事情：一组练习就达到力竭带来的好处与多组练习达到力竭带来的好处是相同的。当然，这样做的额外好处是时间更短。

做一组练习就会达到力竭意味着没必要进行更多的重复练习。重复次数并不重要。相反，重要的是你需要多长时间才能达到力竭，因为这会告诉你，你的肌肉已经工作了多长时间来移动重物。随着你的进步和变得更强壮，你达到力竭的时间会越来越长。很快你会发现自己需要增加重量来再次缩短一组练习的持续时间。

需要明确的是，这并不是说你不会随着练习重复次数和组数的增加而变得更强——当然，如果运动强度足够的话，你也会变得更强。但是为什么要花 12 分钟来完成 1.5 分钟就能完成的事情呢？如果存在描述这种情形的术语，琼斯会用"生物黑客（biohacker）"一词。

原则 5：越慢越好

在 20 世纪 70 年代，传统观点认为，为了最大限度地发挥力量训练的好处，你必须在每次重复练习时尽可能爆发性地对抗阻力。这导致产生了一个速度（或节奏），通常运动员需要用 1 秒举起重物，再用 1 秒放下重物。这是一个直觉上有意义的协议，但没有研究支持它。亚瑟·琼斯用所谓的"诺德士协议"挑战了这一惯例，他建议将诺德士协议用于各种抗阻训练。他规定用整整 2 秒的时间将一个重物推离其运动范围，然后再用 4 秒的时间将其放下。他声称，这种较慢的节奏不仅会导致力量的更大提高，还会减少损伤。

事实证明，琼斯的思路是正确的。研究表明，爆发性地投掷重物会给它一个初始动力，从而减少肌肉在其余运动中的参与度。正如一篇文献综述报道的那样，当受试者试图"爆发性地移动负荷时，力量最初增加了 45%——但在随后的大部分重复练习中，力量减少了 85%[90]"。在大部分运动范围内肌肉的减少募集削弱了促进肌肉适应的刺激，这正是力量训练的目标。

但是应该以什么样的节奏消除动量，从而使运动中的目标肌肉在整个运动范围内都处于负荷之下？詹姆斯·海伊（James Hay）等人发表了的一篇论文，跟踪了肌肉在一系列运动中以不同速度举起重物时产生的扭矩。他们发现，如果完成一次抬升的时间少于 2 秒，那么在大部分运动中，施加的扭矩非常小[91]。因此，2 秒似乎是在整个运动范围内始终如一地让肌肉承受负荷的时间下限，这是琼斯建议的时间。

但事实证明，他本可以走得更远。例如，对于没有经验的参与者来说，更慢的节奏似乎更有效。这一点在一项研究中得到了验证，该研究在为期 10 周的训练时间内对诺德士协议（2 秒抬升，4 秒下降）与慢得多的协议（10 秒抬升，4 秒下降）进行了比较。值得注意的是，研究中的男性和女性参与者之前都没有抗阻训练史。研究结果如何呢？与常规速度训练者相比，慢速训练者的力量增加了大约 50%[92]。这是一个很大的差异，而且与 MSTF 特别相关：当对举起一个重物的动作还不够熟悉时，较慢的节奏可以让肌肉更专注地意识到这项工作，正如我们稍后将看到的那样，这会对神经产生积极的影响。

相比之下，当运动员已经熟悉了举重动作时，似乎任何避免产生动量的节奏都是有效的。另一项研究证明了这一点，该研究招募了至少有 6 个月力量训练经验的男性和女性参与者。他们测试了 3 种节奏：2 秒抬升，4 秒下降；10 秒抬升，10 秒下降；30 秒下降，30 秒抬升，30 秒下降（是的，第 3 种节奏确实是从放下重物开始的——这个动作被称为"负动作"）。他们训练了 10 周，当训练结束时，各个群组在力量、身体成分或肌肉大小方面的变化没有明显差异[93]。

在高强度训练中，最重要的不是动作的速度，而是动作的质量——动作的质量在于控制运动、避免爆发性动作或动量的突然变化，以及保持正确的姿势。姿势真的很关键。亚瑟·琼斯建议"不要为任何事情牺牲良好的姿势。在运动过程中，就像在大多数事情中一样，良好的姿势往往是非常好的结果和完全没结果之间的唯一区别[94]"。在动作缓慢的时候，更容易保持良好的姿势，特别是对新手而言。

从安全角度来看，至少 4 秒的缓慢升降节奏是可取的。在动作加速的运动中，关节、肌腱、肌肉和骨骼上的力量会达到峰值。当动作缓慢下来时，这些力量被最小化。在 20 世纪 80 年代初，这一事实在诺德士公司资助的、由肯·哈钦斯开展的一项研究中得到了很好的证明。该项目被称为诺德士骨质疏松症项目——其目标是了解力量训练是否可以提高骨密度。特说明一下，这项研究的参与者都是身体虚弱的老年人，他们都患有骨质疏松症。一位著名的教练本·博基基奥（Ben Bocchicchio）博士认识肯·哈钦斯，他建议尝试一种他曾经取得巨大成功的方法——显著减慢重复练习的节奏。哈钦斯起初对此持怀疑态度，但他最终尝试了该方法，他发现这种方法不仅减轻了参与者关节的压力，还在提高他们的力量方面表现出色。根据这个令人惊讶的结果，哈钦斯继续开发出了对所有年龄段的人都有效的发展超慢速（Super Slow）力量的训练法。

原则 6：充足恢复时间

有一种倾向认为，随着你的锻炼，你会变得越来越强壮。事实情况却更加复杂：随着你的锻炼，你实际上会变得越来越虚弱。你正在损害肌肉纤维，尤其是在你的运动强度增加时。最终，目标肌肉变得如此虚弱以至于力竭。某些类型的肌肉恢复得非常快——例如，那些产生较少力量但耐力很强的肌肉。然而，还有另一种类型的肌肉——能量肌肉，它们可以在短时间内产生巨大的力量——这些肌肉的恢复速度要慢得多。当这种类型的肌肉力竭时，会在细胞水平上经历微创伤。微创伤是身体适应的信号——不仅可以修复损伤，还可以重塑肌肉，使其比以前更强壮。实际上，在重塑的过程中，肌肉会变得更加强壮——而这些适应是在恢复过程中发生的。

正如麦高夫和利特尔在《科学健身》中所解释的那样，"提供足够强烈的刺激是适应方程式的一半内容，而足够的恢复时间是另一半[95]"。恢复过程要经过几个阶段。首先，炎症反应会将白细胞带到肌肉中，并产生酶来清理和回收受损组织。一旦炎症阶段完成（在某些情况下可能需要花费几天的时间），肌肉重塑——使肌肉变得更大更强的过程就可以开始。

能够准确地说出肌肉需要多长时间才能完全恢复会很有帮助。不幸的是，这个问题没有明确答案。有两个主要因素起了作用：遗传和强度。第一点我们无能为力——有些人天生比其他人恢复得更快。但是了解强度和恢复时间的关系非常有帮助。可以这样说：收缩的强度越大，适应的刺激就越大；而且，强度越大，在细胞水平上的损伤就越大，恢复的时间就越长。

两个因素决定了肌肉收缩的强度：肌肉接近短暂衰竭的程度，以及肌肉的强壮程度。例如，腿部肌肉通常比肱二头肌更强壮。竞技运动员的肌肉通常比普通办公室职员更强壮。当依靠爆发性腿部力量的精英运动员的腿部肌肉达到力竭时，肌肉重塑可能需要数周的时间。《科学健身》的合著者约翰·利特尔发现，如果他每 21 天做一次腿部推举，康复效果是最好的[96]。

相比之下，安德瑞的一些新客户已经失去了如此多的肌肉质量，以至于他们能够每周锻炼 3 次而不会影响恢复。大多数人可以每周锻炼两次。其他人最好每周锻炼一次。随着客户变得更强壮，安德瑞延长了他们两次训练课程之间的恢复时间。

如果你没有给自己足够的恢复时间——如果你在肌肉完成适应之前匆忙进行另一次高强度的锻炼——你可能会缩短增加力量的最后重塑时间。这会导致你的力量增长停滞不前，甚至会导致你的力量下降。

约翰·利特尔在《科学健身》一书中提供了一个关于力量下降的显著示例。在利特尔的健身房中工作的一名教练已经与当地的一支青少年曲棍球队签约，他的赛季在 9 月份开始，他的肌肉量很高，他希望保持这种状态。所以他问约翰，当曲棍球赛季开始时，他应该多长时间进行一次高强度训练。约翰不知道教练会给球员施加多大的压力，他无法回答这个问题——所以他要求球员每天进行测量并跟踪他的肌肉质量，这样约翰就能评估球员的身体可以承受多少额外训练。

教练让球队每周进行 2~3 次训练，球队每个周末都要打 1~2 场比赛。在 3 个月的时间里，每天的测量记录了一个惊人的变化：曲棍球运动员在这段时间里失去了超过 6 磅的肌肉组织。这发生在他每周进行几次高强度训练和每个周末进行几次激烈比赛时。当随后对曲棍球队其他成员的身体成分进行测量跟踪时，也观察到了同样的现象。当然，队员们缺少的是重建虚弱组织所需的恢复时间。肌肉重塑不断因进一步的微创而中断，因此越接近季后赛期，球员就越虚弱，越容易受伤。

另一个奇怪的发现显示，持续承受压力和缺乏恢复时间会给身体造成损害：当在细胞水平上测量优秀运动员的生物年龄时，该发现表示他们并不比实际年龄年轻，而是明显更老 [97]。正如我们看到的，坚持维护有氧运动的"积分"系统，有可能是以牺牲健康为代价来提高你的有氧健身能力的。

这就完成了我们对任何高强度训练计划（包括 MSTF）的 6 个基本原则的回顾。总而言之，这些基本原则是：

- 超负荷原则

- 渐进性阻力原则

- 短暂肌肉力竭原则

- "仅一组练习"原则

- "越慢越好"原则

- 充足恢复时间原则

这些原则的有效性经过了几十年的考验，不仅得到了证实，而且产生了一些令人惊讶的结果。挑战我们的错误假设总会为我们提供帮助。正如安提西尼所说，"忘掉不真实的东西"——所以让我们来看看其中的一些惊喜。

西点军校的"全面体能项目"研究

纽约西点军校进行的一项广泛研究提供了对高强度训练协议的最早和最引人注目的肯定。当然，西点军校致力于为其学员提供最有效的体育课程，而在 20 世纪 70 年代早期，诺德士公司引起了西点军校的注意。因此，西点军校邀请诺德士公司合作进行一项研究，其主要目的是"确定短期高强度力量训练计划的效果[98]"。他们为一系列问题寻求基于证据的答案：短暂的高强度训练能否获得显著的力量增长？这种锻炼会影响心血管健康或柔韧性吗？一个人应该多久进行一次训练才能获得最大效果？

这项名为"全面体能项目"的研究招募了大学橄榄球队的一些男性球员，并将他们分成两个群组：一个对照组和一个接受短暂的高强度训练组。高强度训练课程针对身体的所有 5 个主要肌肉群，球员在诺德士教练的监督下，在诺德士器械上进行训练。虽然持续时间为 8 周，但这项研究直到训练开始两周后才开始测试参与者的健康状况。这样做的原因与这项研究的严谨性有关：当第一次在一台设备上开始训练时，由于神经系统的适应性，通常会看到明显进步（我们将在后面的章节中讨论此内容），研究人员不希望这些早期的收获扭曲他们的发现。

在心血管健康的所有 60 项指标方面，高强度训练组与对照组持平或优于对照群组。

这项研究发表于 1975 年，结果令人震惊。请记住，这些都是健康的年轻橄榄球运动员，他们已经接受过训练，以达到最佳身体状态。但在短短 6 周的训练中，高强度训练组的 18 名成员的整体实力平均提高了 58% 以上。

更令人惊讶的是心血管健康状况的改善。该研究使用了 60 种不同的测量方法来评估心血管健康状况，并对高强度训练组和对照组进行了测试。尽管对照组在 6 周内继续进行常规训练（包括有氧运动），但高强度训练组在所有 60 项心血管健康指标上都与对照组持平或优于对照组。例如，在两英里跑中，高强度训练群的进步是对照组的 4 倍多。当各组在自行车测力计上进行测试时，高强度训练组在轻、中和接近最大水平踩踏板时心率较低；他们可以在心率达到 170 次 / 分之前做更多的练习；总而言之，他们可以完成更多的练习。

这项研究的一个特点特别有助于心血管方面的改善——该特点是亚瑟·琼斯所倡导的，已由安德瑞和其他许多教练实践：从一台器械转移到下一台器械所需的时间是有限制的。西点军校的研究是这样说的："通过将两次练习之间的休息时间限制在几秒，并通过防止受试者在实际训练中休息，可以在锻炼过程中实现并保持高强度训练[99]。"这确保了心肺负荷是持续的。人们不禁要问，他们如何将从一台器械转移到另一台器械的"几秒"视为有限的"休息时间"。安德瑞将限制条件稍微放宽，力求将一个练习完成到下一个练习开始之间的过渡时间控制在 30 秒内。

西点军校研究提供的另一个大惊喜与高强度训练协议对柔韧性的影响有关。长期以来，人们一直认为力量训练在保持柔韧性方面是一种负担——肌肉越强壮，柔韧性就越差。当我们说某人"肌肉发达"时，其实是在暗示其柔韧性不是很好。1957 年，当健身教育家杰克·R. 莱顿（Jack R. Leighton）的一项研究出现时，上述观念就应该被摒弃。莱顿测量了 5 名年龄在 25 岁至 46 岁之间的举重运动员的柔韧性，并将他们的统计数据与另外 3 个群组的测量数据进行了比较，这 3 个群组的人的平均年龄为 16 岁，其中包括 11 名美国大学体育协会（NCAA）体操冠军和 9 名 NCAA 摔跤冠军。所有参与者都接受了 30 项不同的柔韧性测试。举重运动员是 4 个群组中最灵活的。在 15 项测试中，他们的柔韧性超过了 16 岁的学生，在 10 项测试中与他们持平，只有 5 项测试的柔韧性较低。令人惊讶的是，体操运动员的柔韧性低于举重运动员：在 15 项测试中，体操运动员的柔韧性优于 16 岁的青少年，在 9 项测试中与他们持平，在 6 项测试中低于 16 岁青少年的柔韧性；摔跤运动员的柔韧性排在最后，他们在 8 项测试中比 16 岁的青少年更灵活，在 14 项测试中与他们持平，在其余 8 项测试中表现较差 [100]。

在莱顿的研究成果发表 18 年后，西点军校的研究再次质疑"如果一个人肌肉发达，他一定牺牲了一定程度的柔韧性"的假设 [101]。这些研究成果为莱顿的研究提供了可靠的证据。随着高强度训练组的受试者的力量显著增加，这些受试者也变得更加灵活。在为期 6 周的训练过程中，接受常规训练的对照组的柔韧性平均提高了 1%。高强度训练组的柔韧性平均上涨了将近 11%。

我们该如何解释柔韧性方面的改善？其中一个因素当然是诺德士器械本身。它们经过精心设计，可以在整个运动范围内移动肌肉和关节，因此每个练习中都包含伸展运动。另一个可能起作用的因素是一个被称为"抗阻拉伸"的拉伸练习原则，该原则由鲍勃·库利（Bob Cooley）开发，并在他的《柔韧性的天才》（*The Genius of Flexibility*）一书中进行了解释。该原则认为，如果你使用正在拉伸的肌肉，从而为拉伸提供一些阻力，你会获得更高、更持久的柔韧性。这一原则与必须放松肌肉才能适当拉伸肌肉的思维模式背道而驰，但菲利普（Philip）几年前访问了位于圣巴巴拉的库利研究所，从那以后，他就开始喜欢抗阻拉伸。抗阻拉伸很有效，让人感觉很棒。抗阻拉伸原则是以高强度训练训练课程为基础的。

当你慢慢地将重物举到其运动范围的极限后，再慢慢地放下重物。这种受控的下降是抗阻拉伸的一种形式。研究表明，在缓慢降低重物时，肌肉通过收缩来抬升重物，而且肌肉在此过程中被拉长或拉伸 [102]。与快速重复练习时的情况大不相同，在快速重复练习过程中，重物因动量而被上推，然后在到达顶部时肌肉可以放松，以便为下一次重复练习做好准备。慢节奏的高强度抗阻训练可以优化你在增强肌肉的同时从抗阻拉伸中受益的能力。

我们已经见过了采用高强度训练方法进行力量训练的一些方式，例如下述的这些方式，违背了传统的预期。

- 有效的锻炼每周只需 30 分钟。

- 要变得越强壮，锻炼的频率就应该越低。

- 与较慢的运动相比，用爆发力对抗阻力在增强力量方面的效果较差。

- 锻炼的强度比持续时间更重要。

- 根据高强度训练原则进行的力量训练可以有效促进心血管健康。

- 高强度训练可以提高柔韧性。

当我们记住肌少症与困扰我们的所有主要慢性疾病有关，并且增强肌肉力量和提高质量不仅可以对抗肌少症，还可以释放支持我们整个新陈代谢功能的分子时，所有这些好处都会产生附加价值。为了结束我们对高强度训练的回顾，我们将讨论另一个已经确定的更意想不到的研究结果：肌少症对关节炎的影响。

关节炎、生物张拉整体和高强度训练

人们普遍认为，举重训练会给患关节炎的关节增加负荷和压力，可能会导致疼痛进一步加剧和关节损伤。这种理念基于一个关于身体重量是如何转移到地面上的错误力学模型。

亚瑟·琼斯在理解身体如何运作方面很有天赋。例如，他声称，如果你剥离一个 20 岁的人的脊柱肌肉，汽水罐一样轻的重量就会让脊柱崩溃[103]。脊柱的椎骨不会像一堆煤渣块一样相互堆叠。这不是脊椎关节的运作方式。如果是这样的话，每次我们移动的时候，骨头就会互相摩擦。骨头会在关节处相遇，它们之间传递的应力主要是通过由肌肉、韧带和结缔组织组成的网络进行的。当这个网络将身体的负荷转移到地面上时，它会让骨骼保持"漂浮"状态，就好像它们"漂浮"在关节处一样。

关节不浮动的一种情况是当它们被锁定在完全伸展的位置时，例如，当腿伸直且膝盖锁定时（这通常是人们的站立方式），或者当手臂伸直且肘部锁定时（例如，将某物举过头顶时）。这就是为什么在训练过程中，当肢体完全伸展并推举重物时，千万不要锁定关节。有时存在锁定关节的诱惑，尤其是在肌肉疲劳时，因为锁定关节可以让肌肉得到休息，但这更是不能锁定关节的原因。

理解我们的软组织创建了一个承重网络并不容易，因为我们周围看到的每一个结构都是通过其组件安全地相互支撑的。但是我们建造的每一个结构都是力学结构，而活动结构不是一个力学结构。

支撑骨骼结构的原理是由巴克敏斯特·富勒（Buckminster Fuller）在 20 世纪 60 年

代首次提出的。他将这一原理称为"张拉整体"，该原理主要应用于建筑项目。整形外科医生斯蒂芬·莱文（Stephen Levin）看到了张拉整体在骨骼结构中的作用，并将其命名为"生物张拉整体"。当他观察一具长着极长脖子的雷龙骨架时，他突然想到了这个原理。他意识到，如果颈部的重量通过椎骨来承受，那么每当颈部移动时，较低位置的椎骨就会被累积的力量压碎。但是人类和恐龙的椎骨并不像砖块一样一个叠放在另一个上面。相反，骨骼就像是一根漂浮的支柱，它支撑着一个复杂的网络并受其支撑，当我们锻炼时，这个网络就处于紧张状态。

如果你参观过肯尼思·斯内尔森（Kenneth Snelson）的张拉整体雕塑《针塔》，你就会了解张拉整体的工作原理。该雕塑不接触地面的每一个固体元素都是漂浮的——该雕塑有 60 英尺高。

正如一篇学术评论指出的那样，当你理解我们的结构为什么像针塔而不是埃菲尔铁塔时，你就会理解为什么"肌肉无力是（骨关节炎）疼痛和功能问题的主要原因"[104]。生物张拉整体原理解释了许多令人费解的事实。它解释了为什么一些患有轻度关节炎的人会出现严重的疼痛，而另一些患有严重关节炎的人可能几乎没有感到疼痛。它解释了为什么不活动、肌肉无力、肌肉失衡和肥胖是骨关节炎的主要风险因素：它们都削弱了肌肉保持关节漂浮的能力。生物张拉整体原理表明，我们认为是衰老不可避免的一部分的疼痛，实际上是肌少症发展过程中可以避免的症状。最后，该原理有助于我们以不同的方式理解为什么缓慢举重比爆发性举重安全得多：即使在较大的负荷下，肌肉也能在稳定的压力下保持骨骼漂浮，而在快速加速产生的突然力量激增时，肌肉可能无法做到这一点。

生物张拉整体原理尚未得到广泛认可。骨科医生凯文·亨内霍夫（Kevin Hennenhoefer）观察到，"医生在治疗肌肉骨骼疾病时，重点放在了骨骼部分。如今我们了解到，这些疾病最重要的组成部分是肌肉[105]"。如果某个关节的肌肉不平衡或紧绷，它们可能会让支撑该关节的生物张拉整体结构偏离直线——然后应该漂浮的骨头开始摩擦，从而造成损伤和疼痛。无论是膝盖、臀部还是背部，任何部位的关节都是如此。物理治疗师贝亚特·劳尔巴赫（Beate Lauerbach）在谈到增强肌肉以缓解背痛的有效性时做出下述评论。

手术的规定和安排都太快了。生物张拉整体原理可以通过有针对性地增强背部肌肉来预

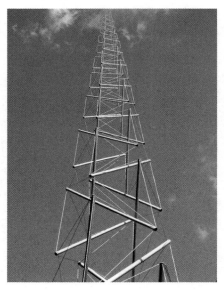

肯尼思·斯内尔森创作的《针塔》

防手术，不幸的是，许多医生和医务人员头脑中找不到这样的思路。我们能够证明 90% 的人可以从生物张拉整体原理中受益，并且不需要进行手术[106]。

亚瑟·琼斯用在脊柱上放汽水罐做了类比，以便人们了解生物张拉整体原理。在 1986 年出售诺德士公司后，他创办了一家名为迈德士（MedX）的公司，该公司专注于创造用于力量训练的医疗器械。他的主要目标之一是设计一种可以针对深层下背部伸肌的抗阻训练器。这些肌肉通常会变弱，因为我们的身体倾向于使用更强壮的肌肉来替代它们——这种趋势造成的生物力学失衡，经常会导致疼痛。经过 16 年的研究和 4000 万美元的研发投资，琼斯的倡议促成了迈德士腰椎伸展训练器的诞生。已有 100 多项学术研究对该训练器的功效进行了测试[107]，他们报告说，在该训练器上训练的近 80% 的腰痛患者可以缓解或消除疼痛。

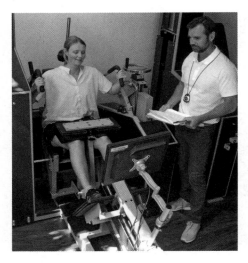

迈德士腰椎伸展训练器

安德瑞亲眼见证了数十位客户加强下背部的效果。其中一人刚加入 NET 时就面临要做手术的威胁。两年来，该患者一直受到腰部疼痛的折磨，在此期间，他看过 5 位不同的理疗师、3 位脊椎按摩师、两位按摩师、一位针灸师和一位神经科医生。当他第一次参加基于迈德士腰椎伸展训练器的课程时，他拖着一只脚，用他的话说，"努力不让我腿部的持续疼痛让我在妻子和孩子面前表现出痛苦"。经过一个月的每周训练，他注意到了不同。6 个月后，疼痛明显减轻。一年后，他的跛行消失了，心情也好了起来，他很少再想起自己的背部，手术也得以避免。

尽管你了解生物张拉整体原理，但是给关节炎关节施加压力的想法可能会令人担忧。对运动引起的疼痛的恐惧其实有一个名字：运动恐惧症。这种恐惧造成了一种两难困境：肌肉无力导致关节炎疼痛；肌肉在超负荷时会变得更强壮；但是，担心患关节炎的关节恶化的恐惧会阻止人们让支撑关节的肌肉超负荷工作。

2020 年发表的一项研究正是着眼于这个问题：患有膝关节骨关节炎的患者可以在减轻疼痛的同时进行渐进性超负荷力量训练吗？这项研究招募了 56 名患者，研究人员小心翼翼地训练这些患者，在增加运动强度和注重运动引起的疼痛之间寻求平衡。他们告诉患者："在运动过程中预计会感到膝关节疼痛，但如果疼痛超过 5 级（0~10 级），就要降低运动难度[108]。"

这项研究结果应该会给任何关节炎患者带来鼓励。在为期 12 周的训练计划中，参与者能够根据超负荷原则进行力量训练，并且阻力越来越大——即使 12 周内训练过程中的阻力越来越大，疼痛也在逐渐减轻 [109]。

　　高强度训练比传统力量训练更安全、更省时、更有效——然而，正如菲利普在世界各地健身房的经历所展示的那样，高强度训练并没有被广泛接受。最明显的例外是欧洲德语国家的 Kieser 训练特许经营权。Kieser 训练由沃纳·基泽（Werner Kieser）于 50 多年前创立，受到亚瑟·琼斯所创办公司的启发，Kieser 训练目前拥有超过 260000 名活跃会员。它传达了一个强有力的信息——力量训练可以而且应该成为每个年龄段、每个人、每周的常规训练。菲利普曾在德国和瑞士的 Kieser 健身房锻炼过，他注意到，那里训练的男性和女性的平均年龄都超过了 70 岁，这让他深受启发。这些人不仅决心延长寿命，还决心延长健康。

第 4 章

正念力量训练至力竭

背景：两种实践的合并

正念力量训练至力竭（MSTF）建立在高强度训练创始人制定的原则之上，随后由当代先驱沃纳·基泽（Werner Kieser）和道格·麦高夫进行了测试和改进。MSTF 以高强度训练为基础，将两种激情和两个专业领域融合，这二者虽不常相交，却反映了作者安德瑞和菲利普各自的背景：安德瑞是 NET 创始人，公认的力量训练权威；而菲利普则是 TEPP 的创造者，全球具身运动的领导者。他们的合作促进了 MSTF 的诞生。

安德瑞在 30 多岁时是一名地球物理学家，也是多伦多一家航空地球物理公司的合伙人。尽管经济状况不错，但他认识到 MSTF 的重要性是在他有生以来第一次遭遇身体不佳状况时。当时，他感到自己正处于体重增加和肌肉减少的危险边缘。为了采取行动，他每天早上 5 点起床锻炼身体，然后去办公室。数月后，他的锻炼成果让他感到鼓舞，于是他加入了一家健身房，开始练习举重。几年后，他注意到膝盖、肘部和肩膀的疼痛，但对他而言，变得更强壮比一点点疼痛更为重要，因此他坚持锻炼。

一天，他在一家电子书店偶然发现了《科学健身》一书，引起了他的兴趣。该书的副标题是："每周训练 12 分钟，重塑力量、体形与健康"。作为科学家，安德瑞被这本书基于证据和科学验证的信息所吸引，但问题仍然存在：每周花 12 分钟真的能改善健康状况吗？安德瑞展开了自己的研究来寻找答案。他招募了几个同事，按照书中的原则每周训练一次，一起训练了一年。12 个月后，结果显而易见。他们不仅变得更强壮，一直困扰安德瑞的疼痛也消失了。

与此同时，安德瑞在工作中感到越来越不安宁。他内心的某些部分渴望挣脱束缚，以不同的方式挑战自己，给他的创业精神一个挑战。2012 年 11 月 12 日上午，当他走进办公室时，他突然意识到自己必须提交辞呈。没有后备计划，没有任何一个理智的人应该做好的准备工作，他坐下来给他的合作伙伴写了一封信。信中部分内容如下："我经历了一些个人成长，为了不断发现自己，我需要在变老之前，更深入地了解自己的身体构成。"

追随着对高强度训练的新热情，安德瑞了解到了他所能了解的一切。后来他发现了沃纳·基泽，基泽于 1967 年在瑞士开设了一家专门从事高强度力量训练的工作室，该工作室后来发展成为欧洲顶级特许经营店。出于好奇，安德瑞前往苏黎世去会见沃纳，并亲自尝试 Kieser 训练。走进健身房时的感受对安德瑞来说是一个启示。健身房很漂亮，明亮、宽敞、干净、充满现代感，并且有着各种令人眼花缭乱的迈德士器械。显然，健身房里没有从扬声器中传出的音乐、电视屏幕和镜子。在沃纳的指导下，安德瑞于 2013 年 11 月（在他提交辞呈的一年后）在多伦多开设了 NET 健身房。这是一次非常不容易的商业冒险：他提供了一种几乎没人听说过的训练形式，而且承诺的结果听起来有些牵强。但安德瑞从未动摇过他对自己所创造的东西的热情，他知道，让亲身体验过 NET 的人开始传播 NET 只是时间问题。

2015 年，来自洛杉矶的电影制片人兼导演巴尼特·贝恩在多伦多拍摄电影时发现了 NET 健身房。他和安德瑞建立了友谊，巴尼特向安德瑞解释说，NET 的缓慢节奏会起到正念训练的作用。安德瑞当时并不知道正念是什么，所以他沉浸在正念训练的世界中，并最终为他的客户创造了一些提示，帮助他们在锻炼过程中更深入地沉浸于正念临在状态。他注意到这些提示有很大的不同：当他用这些提示指导客户时，客户通常会多坚持 30~40 秒才达到力竭。当巴尼特听说安德瑞对正念越来越感兴趣时，他告诉安德瑞：“你应该见见我的一个朋友菲利普·谢泼德。他围绕正念具身（mindful embodiment）发展了一系列的实践——他也住在多伦多。”

安德瑞联系菲利普时，菲利普正在参加研讨会和培训。在过去的 15 年里，菲利普从毕生研究具身的热情中学到一些东西，他将这些东西提炼为两本书——《新自我，新世界》（New Self, New World）和《全新整体性》（Radical Wholeness）。他还开发了一系列的实践，统称为“具身临在过程”（The Embodied Present Process），简称 TEPP。这项工作并不容易描述：它的目的是帮助人们找到通往身体智慧的轻松之路，但因为没有多少人亲身经历过，他们无法知道自己错过了什么。即便如此，越来越多的人似乎意识到他们花了太多时间困在自己的大脑里，而且他们正在寻找一种与身体重新建立联系的方式——许多人正在寻找实现 TEPP 的方法来帮助自己与身体重新建立联系。

菲利普对具身的热情可以追溯到他十几岁的时候，当时，有 3 次不同的经历给他提供了巨大动力。第一次经历只有片刻时间，发生在他 16 岁的时候。他在多伦多的加勒特剧院接受演员培训，在一次课上，他仰面躺在舞台上，教练把手放在菲利普的肚子上说：“看看你能不能用这里呼吸。”当时菲利普习惯用胸部呼吸——胸部呼吸给人的感觉很好，很有力，而且可以自行控制。但老师一直温和地坚持让他用腹部呼吸，菲利普开始生气了——所以他一边吸气，一边鼓起肚子，以为这样就会让老师满意。事实上老师确实很满意——但是当老师转向下一个学生时，菲利普仍然沉浸在他的小作弊所带来的感觉中。通往具身世界的大门已经裂开一条缝隙，展露出一个令人向往的新感觉领域。

第二个推动因素出现在大约一年后的蒙特利尔。菲利普曾前往那里观看一部戏剧

《隅田川》（*Sumidagawa*），该剧由日本一家古典能剧剧团演出。人们无法真正描述能剧，只能说它是菲利普迄今为止目睹过的最完美、最精致的表演艺术。在菲利普观看那部神秘的外国戏剧时，该戏剧触动了菲利普内心深处的某个古老的部分，照亮了他的整个人生。这是一次永远改变他生活的经历。

菲利普 18 岁时，开始了他的第 3 次具身运动之旅。他离开多伦多飞往伦敦（单程 88 美元）。他在多伦多买了一辆自行车，准备骑自行车前往日本。他独自骑车穿越欧洲、中东、印度，最终到达日本，在那里他开始探索能剧的奥秘——他想从能剧中学到一些东西，无论能剧会教给他什么。他对能剧的研究让他了解了"哈拉"（hara，腹部）的概念——一种以腹部为中心的智慧，是所有日本艺术的永恒源泉。在能剧中，每一个举起的手臂，都是从腹部深处举起的；每一个转头看的人，都是从腹部开始这个动作的。能剧让菲利普接触到了身体智慧领域，他从能剧中发现了身体的一个调谐源，该调谐源向他展示了身体的整体性，让他能够以优雅的方式准确无误地表达自己。

当菲利普两年后回到加拿大时，戏剧仍然是他最重要的老师，"哈拉"仍然是他的指南针。能剧演员完美地展示了菲利普一生所追求的理想：一种完全具身的、充满活力的临在自由。他甚至为自己的这种热情创造了一个词，称自己为"过于醉心自由之人"——字面意思是，一个"狂热追求自由"的人。表演是探索这一理想的完美学科。每一次表演最终都是对如何活在当下的探索。随着菲利普在舞台上发现更多的自由，他在日常生活中也找到了更多自由，反之亦然。他开始明白，他在舞台和生活中的自由都取决于他的具身。

菲利普制订了一套关于具身的原则，这些原则既受到东方的影响，也受到西方的影响。在 20 世纪 80 年代，他开始基于这些原则举办针对演员的研讨会。最终，这些原则构成了他的第一本书《新自我，新世界》的基础，这本书历经 10 年才最终完成。该书促使菲利普前往美国、英国、欧洲、澳大利亚和新西兰参加各种研讨会。菲利普为他所开发的实践选择了一个名称"具身临在过程"，试图强调临在不是我们必须以某种方式与之联系的外在实体；临在通过你的身体活在你的内心里。通过在身体里停留，你可以在临在状态下得到休息。菲利普和他的搭档阿莉森·伍德罗夫共同指导 TEPP，他分享了他的 TEPP 实践体验，这促使他完成了第二本书《全新整体性》。在《全新整体性》的首发式上，他第一次遇见了安德瑞——此后不久，他们开始互相学习，彼此都受益匪浅。

当安德瑞向菲利普介绍 NET 时，他大吃一惊。菲利普感到自己的每一个细胞都复活了，他带着更深的清醒感和对自己身体的信任离开了安德瑞的健身房。他当时 65 岁——尽管他严格保护自己不受社会对衰老意味着什么的期望的影响，但他身体的某些部分已经接受了他可能应该对自己身体承受的强度持谨慎态度。然而，NET 和他一生中经历过的任何事情一样给他带来激烈刺激，但又让他感到非常安全。是的，训练课程是艰难的，但 NET 能让人感受充满活力和深刻的喜悦。自从第一次体验以来，他每周都渴望回到健身房进行下一次训练。每一次锻炼都为他提供了一个独一无二的机会，让他去探索和深化他所珍视的理想，即"一种完全具身的、活在当下的自由"。每次训练课程都让他重新与当下的平静力量源泉联系起来。NET 是一种与众不同的正念和临在体验。

安德瑞向菲利普介绍 NET 后不久，菲利普就能够与安德瑞分享他的周末研讨会，后来还向安德瑞介绍了 TEPP 强化训练。随着安德瑞对 TEPP 实践越来越熟悉，他有生以来第一次开始注意到主宰我们生活的结构化、抽象概念之外的事物，以及临在的流动特性。他发现自己可以深入探索自己的身体，在大脑的喋喋不休之下，他很快发现了一种新的当下自由。

当安德瑞将一些 TEPP 实践应用到他的 NET 中时，他的锻炼体验开始发生巨大变化。他发现自己可以超越精神限制，可以相信自己的身体，并更深入地利用训练至力竭的强大"战斗或逃跑"体验，在这种体验中，可以获得非凡的力量。他没有陷入大脑中的批判性评论中，而是完全清醒地感受临在体验；他没有因高强度的锻炼而感到痛苦，而是从中找到了保持充沛活力的乐趣。

他开始与他的一些客户分享这种新方法，并看到他们的训练课程也发生了变化。他意识到，NET 和 TEPP 的这种结合为人们提供了一种最直接、最切实的体验，可以帮助人们变得更真实，并与自己的内在力量建立更深层的联系。他让自己的锻炼成了他在精神上重新调整自己的手段。TEPP 的训练帮助他以不同的方式体验 NET，就像 NET 帮助菲利普以不同方式体验 TEPP 一样。随着菲利普和安德瑞相互分享和相互学习，他们开始将两种实践融合——这种协同作用产生了一种新的、独特的训练形式。他们将这种训练命名为"正念力量训练至力竭"。

MSTF 训练

需要明确的是，任何形式的安全锻炼都是有益的。如果该锻炼在足以增强肌肉的超负荷下使用肌肉，那就更好了；如果锻炼能够让这些肌肉筋疲力尽，也是更有益的。如果能够以正念训练方式进行锻炼，这将是作者所体验过的最有效、最省时、最吸引人、最具变革性的锻炼形式。

那么 MSTF 训练是什么样的呢？在第 7 章中，你会找到相关练习和日常锻炼的详细描述：有 3 个可以在运动器械上进行的日常锻炼，以及 3 个你在家中仅用阻力带即可完成的日常锻炼。我们想在这里介绍的是一些指导你逐步完成 MSTF 力量训练的原则。一些令人信服的理由鼓励所有人接受 MSTF 的其他两个方面：训练至力竭和正念。这些方面中的每个方面都包含丰富内容，足以占用一章的篇幅。但是每个方面都与力量训练的MSTF 原则有关。因此，为了清楚起见，让我们简单地看一下其他两个方面。

第 5 章讨论了 MSTF 的短暂肌肉力竭。"失败"常被视为消极的。失败可能被视为软弱的表现或尴尬的原因。这些判断是有限的且具有误导性的。实际上，一个确保自己永不失败的人可能既缺乏正直感，也缺乏勇气。当人们努力避免失败时，他们会倾向于编造谎言来避免承认失败；或者他们会通过作弊来确保成功；或者他们会很早就放弃，以至于永远不会体验到真正失败是什么感觉。在这本书的背景知识中，失败被理解为通往自我发现的宝贵门户，也是增强力量的强大刺激。

第 6 章将介绍 MSTF 的正念方面。同样，我们正在抵制一些文化偏见。首先是将"头脑"和"大脑"相混淆的理念，所以"正念"很容易被误解为平静地坐着，并关注这个世界。在阳光明媚的日子里，在安静的房间里，这种体验可能是愉快和可持续的——但当你将体力发挥到极限、肌肉濒临力竭、身体利用其最深层的资源时，就会有不同的体验。事实上，如果"正念"是"临在"的另一种说法，那么它是一种全身参与的品质。在这种情况下，你可能会在力竭时体会更多的临在自由，而不是更少。不过，这种体验不是你可以快速或随便实现的。它从培养一种新的意识开始，然后随着时间的推移，通过不断重复这种意识，将其发展成为一种技能。正如安德瑞的许多客户所发现的那样，当你体验到 MSTF 的正念方面时，它会给你提供一次最伟大、最具回报价值的冒险。

牢记这一点，以下是帮助你完成 MSTF 训练的 6 个简单步骤。

第一步：开始之前

在你开始你的第一个练习之前，确定你将要进行的练习的顺序会很有帮助，这样你就不会在它们之间浪费时间。你可以简单地选择第 7 章中的某个日常锻炼，或者自己制订一个日常锻炼。如果你的目标之一是改善你的有氧运动，那么你可以试着将练习间隔控制在 30 秒以内。

应该安排好练习的顺序，先锻炼较大的肌肉，然后逐渐锻炼较小的肌肉，因为较大的肌肉群会更快地激活神经系统、激素循环和血液循环，从而为全身做好准备。你的日常锻炼还应该锻炼身体的所有主要肌肉群，这样你的整个身体就会变得更强壮。这不仅会给身体的整体结构带来平衡，还会增加你各处的肌肉质量——优化你的肌细胞因子输出、葡萄糖储存空间和能量储备。

在准备进行第一次训练课程时，还应该准备一个秒表和一个水瓶。请记住，重复次数并不重要。值得注意和记录的是，在达到力竭之前，你的肌肉能够缓慢抵抗阻力多长时间——这就是所谓的"负荷时间"。如果记录下负荷时间，你就能够跟踪你的进度，这可能是一个巨大的动力。

关于水瓶，人们所说的保持充足水分的重要性是真的，尤其是对你的肌肉而言。血液实质上是身体的运输系统——将营养物质输送给细胞，并从中排出废物。当肌肉处于激活状态时，营养需求和废物的产生都会增加。血液还会将激素循环到全身的适当受体，这有助于身体恢复。当我们脱水时，所有这些过程会受到损害——毕竟，血液中90% 以上是水。所以请将你的水瓶放在手边！

第二步：临在当下

如果没有这第二步，锻炼会让你陷入痛苦的自我冲突中，让身体做一些对自己有益的事情。简而言之，它会将锻炼变成一种需要忍受的痛苦。

但是临在当下（全神贯注于当下）意味着什么呢？首先，它意味临在于你身体的生命：临在于流经身体的呼吸，临在于身体的能量，临在于身体的所有感觉。这也意味着临在于你所在的房间，这样你的意识就可以扩展到更广阔的空间，而不是局限于手头的任务。这意味着要面对你将要移动的阻碍物，无论该阻碍物来自训练器、体重还是阻力带。你还可以使用自由重量进行 MSTF 训练——但对于某些练习，比如深蹲或卧推，当重物在你上方达到平衡时，肌肉力竭可能是很危险的。无论你移动的是什么样的负荷，都不要将该负荷视为一个你要征服的敌人，而是应该将它作为一个伙伴来帮助你进行一次没有它就无法实现的探索。

最后，在你开始一组练习之前，临在当下包括临在于你的目标。首先，这个目标会刺激你身体的反应，引发一系列积极的代谢适应，包括增强你的肌肉力量。然而，追求该目标的方式会对你产生重大影响。进行一组练习来增强力量和进行一组练习来展示力量是有很大区别的。如果你身体的任何某个部分想要"炫耀"自己，它会干扰你感受身体正在发生什么事情的能力——这会导致你与身体智慧的某种脱节。

同样，如果你的目标只是完成一组练习，并坚持到结束，你也会倾向于偏离身体智慧而活在头脑中。与身体格格不入或强迫身体会让你与身体发生冲突。认为与身体脱节是一个审慎而必要的步骤实际上有点像向自己宣战。这种状况会让你陷入痛苦的分裂状态，扰乱你的注意力和精力，让你的身体失去和谐。发生这种情况时，你的训练形式可能会受到影响，还有可能导致过早力竭。这两种结果都会削弱你刺激身体变得更健康、更强壮的目标。

第三步：肌肉第一，动作第二

一旦你让自己达到临在状态，在临在状态下休息，准备开始一组练习，将你的全部注意力带到要锻炼的目标肌肉上，慢慢地、逐渐让更多意识参与到锻炼中，直到你几乎察觉不到对抗阻力。这就是我们正在寻找的运动质量：全程平稳且受控，没有突然的急动或爆发性的推动，也不会产生动力，你的姿势完好无损，你可以感受一切。你可以让自己感受重物，并参与推动重物的动作，感受推动重物的特定肌肉。这种意识水平并非小事，它确立了 MSTF 的第一指导原则：肌肉第一，动作第二。

神经系统适应性研究的先驱迈克尔·默策尼希（Michael Merzenich）进行的一项实验强调了这一原则的重要性。在实验中，一只猴子手上的两个手指被绑在一起，并保持这种状态几个月。当手指最终被解开时，猴子在移动这两根手指时就好像它们仍然绑在一起一样；猴子已经失去了这些手指的独立感知和移动它们的能力。它的大脑已经牺牲了专门用于每个不同部位的大脑地图，并将它们合并在一起。这证明了大脑的内在经济性：因为手指被绑在一起时，手指之间的区别是多余的，所以大脑的映射机制进行了调整，为其他东西腾出了空间。同样的经济原则也在我们身上发挥着作用——但我们往往不会注意到这一点，因为经济原则是在几年甚至几十年的时间里慢慢形成的。这种效应不太可能出现在 20 岁出头的人的身上，但安德瑞注意到，几乎所有 35 岁以上来 NET 健身房的客户都有一些无法完全激活的肌肉。我们通过站立、行走或坐下的方式，以及我们在这些活动中花费时间，养成了某些运动习惯。随着这些习惯变得根深蒂固，它们会偏爱某些肌肉群，并倾向于不使用或明显不充分使用其他肌肉群。尤其是身体后部的肌肉，例如上背部的菱形肌、中背部的背阔肌、下背部的多裂肌、腘绳肌和臀部的臀肌。习惯教会我们通过过度使用其他肌肉来弥补被忽视的肌肉[110]。

我们对身体后部肌肉的忽视是一种更大的文化趋势的一部分，在这种趋势中，我们会优先考虑身体的前部（我们在身体的前部说话，在身体前部展示自己，从身体前部感受世界），并倾向于忽视背部。我们用手臂力量打开罐子，不需要背部支撑。我们用手擦洗罐子，也不需要背部支撑。结果，我们的肩膀变得越来越高，越来越紧实，而背部变得越来越虚弱。这种文化模式也体现了我们的呼吸方式。从世界各地的研讨会和训练中，菲利普用一只手就可以数出有多少人的背部可以完全打开，为身体提供支撑。背部是我们最强大的地方。当你从身体前部说话时，你的声音是从身体前部发出的；当你背对某人时，你才真正处于临在状态，而不是"正在临在"；当你的注意力包括你背后的那一半世界，而不是仅仅包含你前面的一半世界时，你就获得了 360 度的意识，这是一种力量和支持资源。

当我们失去与背部肌肉的联系时，身体的生物张拉整体就会受到影响——帮助我们骨骼的结构就会处于漂浮状态。这种结构一旦受损，很容易导致慢性疼痛和行动不便。这就是为什么 MSTF 优先考虑"感受目标肌肉"而不是"消除阻力"的原因。若你专注于动作，你的关注点就集中在"完成锻炼"上，运动习惯会接管后面的工作，可能会越过目标肌肉，用临近的肌肉进行补偿。若不能感受肌肉，你便难以激活它。因此，保持足够低的阻力（尤其是在训练早期），有助于你集中注意力于目标肌肉的微妙之处，因为它们会在整个运动范围内进行收缩。

这就是正念方法对力量训练做出重大贡献的地方。试想一位脑卒中患者，她的手部功能受到损害。例如，帮助她恢复运动控制的治疗师可能会给她一支笔，鼓励她拿起笔，并对她说："集中注意力，专注于这支笔。"当我们像这样集中注意力并专注于一些不熟悉的动作时，实际上会刺激形成新的神经通路。坚持这样做的脑卒中患者最终能够不假思索地拿起她的笔。

当我们像这样集中注意力并专注于一些不熟悉的动作时，实际上会刺激形成新的神经通路。

同样，当我们对抗阻力以增强力量时，如果我们专注于肌肉的参与度和缓慢收缩，我们将形成新的神经通路。事实上，前一两周最大的力量增长通常不是来自肌肌肉产生的力量取决于刺激它的神经信号。

肉力量的增加，而是来自负责激发目标肌肉的神经通路的加强。这就是为什么西点军校的"全面体能项目"研究在测量参与者的力量之前，会让他们在诺德士器械上进行为期两周的训练。正如该报告所说，"在许多训练案例中（无论使用什么设备），最初获得的显著力量增加并不归因于力量的增加，而是归因于受试肌肉或肌肉群的神经功能的单独改善[111]。"如果你的首要任务是体验肌肉的参与度，而不是完成动作，你将最大限度地利用神经支持，使未得到充分利用的肌肉恢复活力。

第四步：在运动中呼吸

大多数人会在没有意识到的情况下间歇性地屏住呼吸，这种动作是习惯性的。在人们打开一扇沉重的门、从椅子上站起来、伸手去拿架子顶上的东西，甚至是在中途停下来思考的时候，可能都会屏住呼吸。屏住呼吸的倾向很容易延续到力量训练中，因为在我们进行锻炼时，动作习惯特别容易占据上风。

即使是暂时屏住呼吸，也是存在问题的——它往往会扼杀身体的感觉，将你拽进你的大脑中。然而，当推动大负荷时，屏住呼吸问题尤为突出，因为它在体内产生的压力会给心脏带来压力，并导致血压上升。

因此，有意识地干预这种趋势非常重要。你可以通过有意地、习惯性地将呼吸与动作联系起来，让动作学会依赖呼吸。这可以让人产生一种感觉，觉得平稳的呼气是驱动缓慢运动的真正力量。像这样将意识带入呼吸不仅是保持呼吸流畅的一种方式——还利用了身体的自然运作方式：呼气是费力的，而吸气可以帮助我们恢复力气。这就是空手道练习者在击打时大喊大叫的原因；或者工人们在齐心协力时喊"用力拉"的原因；或者网球运动员在击球时大喊大叫的原因。他们都在用自己的呼吸为动作赋予力量。

当从身体深处进行呼气时，会召唤身体的资源进入和谐状态，并汲取整个生命的力量来支持你的锻炼。越接近力竭，尤其是在使用较大的肌肉时，身体对氧气的需求就越大，你的疲劳感就越强。在此时，通过呼气体验来集中身体能量以继续举起重物就变得更加重要。

减轻重量是一个不同的问题。放下重物时所需的用力程度比抬起重物时要小得多，这给了你一个让身体从抬起重物的消耗中恢复过来的机会，并根据需要进行呼吸。当你接近力竭时，在缓慢降低重物的同时，呼吸自然会变得更快，使你的身体能够恢复其氧气储备。关于呼吸还有很多要探讨的内容——我们将在第 6 章更详细地探讨这些内容。

越接近一组练习的结尾，每次重复练习的强度就越大，保持临在体验就变得越重要。保持临在体验有两个原因，首先，随着对抗阻力的斗争变得越来越激烈，招募邻近肌肉的诱惑也越来越大。但是请记住，这组练习的目的不是展示你有多强壮，而是刺激目标肌肉的适应能力。如果邻近的肌肉被招募来"拯救世界"，目标肌肉可能就永远不会力竭。保持完美的训练形式不仅会让那些特定的肌肉力竭——还会让那些不是目标的肌肉保持被动。特别要注意那些抓脖子、抬肩膀或收紧下背部的习惯性动作，因为这些动作与目标肌肉正在进行的锻炼完全无关。

在接近力竭时保持完全临在状态的第二个原因是，这样能准确地感觉力竭是何时发生的。如果你没有在完全临在状态下感受要锻炼的肌肉，你就无法真正感受到它们继续的能力。取而代之的是，你的大脑会接管后续："也许我现在应该停下来。我想我不能再做任何动作了。这真的感觉像是力竭了。"再次声明，当大脑处于主导地位时，它编造的故事将会压制身体走向真正力竭的能力。

第五步：充分利用力竭

当我们处于生理上的力竭时，我们会沉浸在身体和精神上的强烈感觉中。当这些感觉最为强烈时，身体的适应性反应会受到最强有力的刺激。下一章将探讨由暂时肌肉力竭引发的各种有益的适应能力，但现在让我们考虑一些与此相关的实际问题。

当你缓慢地移动重物，并且这个动作受到呼吸支持的时候，会出现某个特殊时刻，在这一刻，即使利用你储藏最深的力量储备，也几乎无法在保持完美形态的同时，在整个运动范围内移动重物。此时就是利用肌肉能以平稳、可控的方式降低的重物比它能举起的重物重约 35% 的时刻。同样值得注意的是，肌肉纤维中发生的大多数暂时性损伤不是在举起重物时发生的，而是在降低重物时发生的——而这种暂时性损伤正是刺激肌肉重塑自身并变得更强壮的原因 [112]。所以在接近力竭时，当你只能设法将阻力移动到其运动范围的顶部时，在那里暂停一秒左右，然后尽可能缓慢地降低重物。我们的目标是将下降持续时间保持在 20~40 秒，并始终保持你的姿势。然后完成锻炼，理想情况下，从开始到结束需要 90~120 秒的时间。如果你的时间明显超出这个范围，请记得下次调整难度。在用运动器械进行锻炼时，这意味着需要增加或减少重量。

如果完成一组练习就能达到力竭，再做第二组练习没有任何好处。用亚瑟·琼斯的话说，这表示你身体的适应"开关"已经"打开"。如果你是力量训练的新手，并且已经失去了一些肌肉量，那么你需要一周进行 3 次锻炼。随着你变得越来越强，可以将锻炼减少为一周两次，然后减少到一周一次——而且你的训练时间会变短，因为你变得越强壮，达到力竭的过程会变得更加激烈。研究还表明，在 MSTF 训练的同一天进行有氧运动是不明智的，因为这样做可能会抑制力量训练带来的好处。

第六步：终身锻炼

强壮的肌肉在任何年龄都是一种财富。在任何年龄，肌肉的强烈收缩都会持续产生肌细胞因子和一系列其他身体、心理和情感上的好处。不存在力量训练变得不安全的年龄。没有哪项活动能够比力量训练给你健康的各个方面带去更多益处。也没有任何药物可以与肌肉转化作用相媲美。2019 年的一篇令人鼓舞的论文中指出："抗阻训练可作为对抗与年龄相关的慢性疾病的主要对策。"

目前尚不存在低成本、可广泛实施、多条件适用的药物干预措施，具有较低副作用、可降低所有常见慢性疾病风险、同时降低活动能力下降风险的干预措施也不存在。然而，日常锻炼可以不同程度地缓解与年龄相关的身体活动能力下降，并在很大程度上减少慢性疾病的发生[113]。

MSTF 不是一种尝试后就被淡忘的时尚。它是你生命中的一个锚点，每次你回到这个锚点时，它都会提升你的幸福感。MSTF 可以成为你每周的常规活动，就像你每天都要刷牙一样。它有几个特点可以帮助你年复一年地坚持下去。首先，每周只需花费 30 分钟，它就可以支持你的整个新陈代谢健康。然后是 MSTF 的有效性。当你感觉到自己的身体在发生改变、变得更强壮且受伤更少时，这些都是你继续前进的强大动力。

MSTF 也很安全。有很多方法可以达到短暂肌肉力竭，但是作者不知道有哪种方法像 MSTF 这样安全。事实上，MSTF 不仅安全，还有助于防止受伤。一份关于抗阻训练的研究综述报告称："抗阻训练可以'预适应'，即通过加强关节、肌肉、肌腱、骨骼和韧带来防止潜在的伤害[114]。"

如果训练计划让人感到痛苦，那么该计划不可能持续很长时间。要完成 MSTF 当然不是一件轻而易举的事情——它比你一周中可能遇到的任何事情都让你感到紧张。但这种运动强度是安全的，当你体验到你的身体达到极限而不必担心会受伤时，就会产生某种快乐和新的感觉。当你将正念带入体验时，它也会成为你一周的亮点：进行正念训练的时候会成为你最清醒、最有活力、最精力充沛的时候。MSTF 训练的精髓不在于你所取得的成就，而在于你的发现。

最后，如果你与教练、搭档、某个朋友或一群朋友一起进行 MSTF 训练，MSTF 会变得更容易持续。请记住，安德瑞第一次接触高强度训练是在阅读《科学健身》之后，当时他和一些同事约定每周训练一次，持续训练一年。当有人盼望你出现时，"只此一次"或"自己太忙"的借口就不太容易说出口。训练本身可以成为一个愉快的社交场合。这也是安德瑞的健身房为客户提供教练，帮助他们完成每次训练课程的原因之一。这种见证和提供支持的互动会使训练课程变得更加愉快——另一个提供鼓励的人的出现也有助于客户以可靠方式达到力竭。

至此，我们了解了 MSTF 训练的 6 个步骤。这些步骤体现了 4 个基本原则，它们是

MSTF 体验的核心：

- 让自己尽可能地沉浸到该体验中

- 优先考虑肌肉，其次考虑动作

- 专注地缓慢完成动作

- 继续完成动作，直至到达暂时肌肉力竭

遵守这 4 项原则的每一位客户无一例外都实现了力量的稳步增长。不过，还有一个迫在眉睫的问题有待解决：每周一两次的半小时 MSTF 训练是否足以保持健康？这就是本章将要讨论的问题。

每周半小时的锻炼能否让你保持健康

每周一次半小时的 MSTF 训练足以让你所有的主要肌肉群变得更强壮。每周两次训练可能会帮助你更快地实现这一点。但是这周剩下的时间该做什么呢？应该休息和恢复吗？一两次 30 分钟的 MSTF 训练能否满足你的健身需求？

以海狸为例。在海狸进化史的某个阶段，它会获得一项资产，同时也是一项负担：它长出了可以切开硬木和砍伐树木的牙齿——但牙齿仍在持续生长，如果海狸停止咀嚼木头和停止磨牙，牙齿会长到海狸无法进食，甚至无法合上嘴。因此，"像海狸一样忙碌"这句话是有一定道理的。

我们的进化表亲猿和黑猩猩非常强壮，但大部分时间里，它们都在游手好闲。在典型的一天中，类人猿每天会花 8~10 小时进行休息和进食，每晚睡 9~10 小时——但他们仍能保持强壮和健康，而且几乎没有我们所患的各种慢性疾病。数百万年前，人类走上了一条不同的道路：我们培养了耐力，耐力使我们的祖先能够将猎物追赶得筋疲力尽，我们还培养了饮食习惯，这意味着每天要走 9~14 千米的路去狩猎和采集食物。在人类几百万年的进化过程中，运动不仅仅变得非常丰富，还变得不可避免。我们可能会想起"像原始人一样活跃"这个短语。

然而，就像海狸一样，我们的这种资产也是一种负担：我们不仅拥有强大的身体活动能力，我们还对这种能力产生了依赖。我们必须走向繁荣。大脑发育依赖于身体活动能力[115]，细胞健康依赖于它，心脏健康也依赖于它[116]——没有身体活动能力，我们很容易患上慢性疾病，而这些慢性疾病是如今造成我们死亡的主要原因。

《英国运动医学杂志》（*British Journal of Sports Medicine*）2009 年的一篇论文强调

了与不活动相关的危险，该论文将我们久坐不动的生活方式确定为一个新的关注领域。

我们最近的研究已将久坐行为（久坐时间）确定为慢性疾病发展的一个新的、潜在的重要风险因素。即使人们大部分时间都能满足目前推荐的每周 30 分钟身体活动的建议，长时间坐着也可能会对新陈代谢和健康产生明显不利影响——久坐不动在大多数人剩余的"非运动"清醒时间中占主导地位[117]。

自从那篇论文发表以来，我们一再被警告"坐着不动就像是一种新的吸烟方式"。苹果公司的蒂姆·库克（Tim Cook）宣称，久坐不动是一种"新的癌症"。我们一直受到这方面的警告，但据估计，30%~40% 关于久坐影响的媒体报道都包含误导性的声明[118]，例如，久坐会抵消运动的积极影响，或者久坐是一个独立的风险因素，无法通过锻炼得到缓解。如果考虑到美国成年人现在平均每天有 11~12 小时都久坐不动[119]（不运动的时间甚至比我们的表亲类人猿还要多），这些警告就变得更加可怕！

自 2009 年那篇论文发表以来所做的研究有助于澄清这个问题。2017 年发表的一项研究探讨了久坐不动与糖尿病风险增加有关的说法。该研究发现，一旦你考虑肥胖与糖尿病风险增加的相关性（其他研究未能做到这一点），就会发现久坐不动与糖尿病风险增加没有相关性。但是，有人指出，这些发现适用于"一群积极运动的英国公务员[120]"。正如这项研究的主要作者伊曼纽尔·斯塔马塔基斯（Emmanuel Stamatakis）所警告的那样，"然而，对于不运动的人来说，情况会有所不同。最近的两项研究表明，一天中久坐不动的总时间与患糖尿病的发展有关，但这只限于那些不运动或既不运动又肥胖的人[121]"。

久坐时间与心脏代谢危险因素之间有怎样的关系？同样，一个人的健康水平似乎与久坐相关风险有关联。2016 年发表的一项研究对 4486 名男性和 1845 名女性进行了肌肉横断面分析，他们都是一般健康的人群。该研究考虑了久坐如何影响心脏代谢风险因素，例如体脂、血压以及血液中胆固醇、脂肪和葡萄糖的存在。但该研究还测量和调整了心肺健康状况。研究发现，男性久坐增加的唯一心脏代谢风险是肥胖："男性坐得越多，肥胖的可能性就越大。"对于女性来说，一旦对心肺健康状况进行了调整，就不会再出现心脏代谢风险因素——甚至肥胖的人也不会出现心脏代谢风险因素[122]。

2019 年发表在《美国心脏病学会杂志》（*Journal of the American College of Cardiology*）上的一项纵向分析清楚地说明了久坐不动的危险。久坐不动的生活方式与死亡风险之间有很强的关联性——但事实证明，这种关联性仅存在于那些很少活动的人中："久坐不动与身体活动最少的成年

一个高度健康的人可以在久坐不动的情况下保持健康。

人的全因死亡风险和心血管疾病（CVD）死亡风险相关；相当于达到目前推荐的中等强度到剧烈程度的体力活动量会减弱或有效地消除这种关联性[123]。"

　　2015 年对 12000 多名男性和 14000 名女性进行的流行病学研究进一步澄清了这一问题。该研究探讨了高水平的心肺健康是否可以改变与久坐不动相关的心血管风险因素的增加。该研究最终发现，高水平的心肺健康"消除了与久坐不动相关的心血管风险因素增加的可能性"，即使研究中的参与者的身体活动水平低于公共指南推荐的阈值[124]。因此，久坐行为本身对健康是无害的。一个高度健康的人可以在久坐不动的情况下保持健康。然而，心肺功能较差的人无法在久坐不动的情况下保持健康。

　　如果你已经达到了高水平的心肺健康，那么你就可以无拘无束地坐着不动——但是要保持健康。如果你没有达到高水平的心肺健康，那么保持运动就很重要。一种称为"运动阻力"的状况增加了保持健康和身体活动的必要性。发表在《应用生理学杂志》（*Journal of Applied Physiology*）上的一项研究仔细研究了久坐不动是如何影响我们的。得克萨斯大学的研究人员进行了一项实验，要求志愿者连续 4 天每天坐着不动超过 13 小时。然后，参与者在跑步机上进行 1 小时的严格锻炼。正常情况下，这样的运动会引发一系列积极适应，并会至少持续一天时间：胰岛素敏感性和葡萄糖耐量会得到改善，餐后甘油三酯的上升也会得到缓解。但是休息 4 天后，锻炼没有带来预期的好处：餐后血糖、胰岛素和甘油三酯上升到参与者完全不锻炼时的水平。这一小时锻炼的调节作用已经消失[125]。这一信息发人深省：在训练（包括 MSTF 训练）的前几天里，如果你越不够活跃，你从中获得的好处就越少。

　　你也不能像一些人建议的那样，通过把长时间不间断的久坐分成更短时间段的久坐来逃避运动需求。2018 年发表在《美国流行病学杂志》（*American Journal of Epidemiology*）上的一项研究观察了这一策略的效果，并得出以下结论："久坐行为是危险的，不管它是如何积累的，而且仅仅将久坐时间缩短并不会单独带来死亡风险的降低。更重要的是，人们需要进行体育活动[126]。"

　　还有一个重要问题——多少运动量和什么样的活动会抵消久坐行为带来的影响？研究发现，"用 30 分钟的轻度体育活动（LIPA）取代 30 分钟的久坐，死亡风险显著降低17%，用 30 分钟的中度至剧烈体育活动（MVPA）取代 30 分钟的久坐，死亡风险显著降低35%[127]"。这 30 分钟的体育活动不需要一次性完成——可以在一天的时间内积累完成。该报告发现，无论该体育活动是在 1~5 分钟内完成，还是在 5~10 分钟内完成，或者每次超过 10 分钟，都可以显著降低死亡率[128]。

　　一个无法回避的事实是，进化使得运动成为人类健康的必要基石，就像咀嚼木头是海狸的健康基石一样。你不可能一整周都不运动，然后用半小时的 MSTF 来消除不运动的影响——这就像是半小时的运动无法消除你整周摄入碳水化合物和加工食品带来的影响一样。持续的适度锻炼对健康非常有益：散步、园艺、骑自行车——这些运动都很有帮助。事实上，在 MSTF 训练后进行散步甚至可以缓解短暂的炎症[129]。

另一方面，适度运动不能代替 MSTF。超负荷原则告诉我们，它对增强肌肉力量没什么作用。事实上，依靠步行计划健身的人通常每十年会减掉 4~6 磅的瘦肌肉。更为惊人的是，正如道格·麦高夫和约翰·利特尔指出的那样，"一个每周 7 天坚持稳态训练的人，在 6 个月到 1 年的时间里，可以轻松减掉大约 5 磅的肌肉组织[131]"。适度的稳态活动，如散步、跑步或游泳，有助于保持我们的健康——但如果没有进行定期的抗阻训练，促使较大的肌肉处于超负荷状态下，肌少症及其伴随的风险因素将会加剧。

血管、椅子和身体的快乐

如果你质疑身体的生理结构，试图理解为什么运动如此重要，你可以先观察一下我们的循环系统是如何工作的。我们倾向于将生理结构想象成一个交通网络——包含高速公路、二级公路和邻里街道，生理结构使心脏能够将营养物质输送到身体的各个细胞，然后再返回。然而，这幅图中缺少了一些真正相关的事实。

首先，循环系统不会将血液均匀地输送到身体的每个细胞——它会响应细胞对氧气的需求。这是身体自然经济的另一个示例。血液和身体细胞之间的交换发生在称为毛细血管的微小血管中——毛细血管数量很多，平均每个人体内大约有 100 亿个毛细血管。我们需要这么多的毛细血管，因为这使得大多数细胞距离供氧毛细血管只有几根头发的距离。但是还有一个经常被人们忽视的事实：人体内所有的血液刚好可以被毛细血管所容纳，这样静脉、动脉和心脏中就没有血液了。如果体内有足够的血液来填满整个循环系统，我们就会变得非常重，运动效率也会变得很低[132]。这是另一种进化上的权衡。

但是，身体如何瞄准最需要血液的特定细胞并按需输送血液呢？这非常简单。对氧气的最大需求是由正在工作的肌肉产生的。身体的进化方式使得肌肉的收缩运动有助于泵血。心脏不必单独完成这项工作，尤其是在需求最大的时候。当肌肉工作时，供应毛细血管的微小血管会放松并张开——这就是所谓的血管舒张。由此产生的压力下降会导致动脉血吸入毛细血管。正如生物力学家和运动倡导者凯蒂·鲍曼（Katy Bowman）解释的那样，我们的"氧气分配系统依赖于频繁的、变化的肌肉使用。如果你不运动，你的细胞就无法获得营养。如果你的细胞无法获得营养，它们就会死去[133]"。只有在久坐不动的习惯下，心脏才被迫独自承担将血液输送到全身的任务。

在我们坐着的时候，血液仅由心脏输送，心脏的工作也变得更加困难：血液变稠，流速减慢。这可能会让脂肪酸产生积累。久坐不动会让身体产生的一种分解脂肪所必需的酶减少 90%——当脂肪无法获得分解时，它们就会被储存起来[134]，这一事实使得问题变得更加复杂。

不管是坐着还是站着，静止不动的行为实际上似乎都给身体带来了健康问题。我们

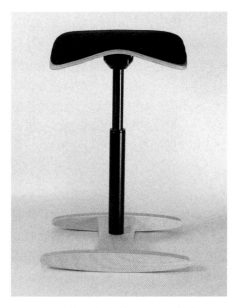

Fully 公司生产的 Tic Toc 椅子

已经看到，即使是站在办公桌前的现代办公室职员或装配线上的工厂工人，在一个位置上站几小时不动也会对健康产生影响；他们有自己的一系列问题，包括臀部、膝盖和脚踝疼痛，以及静脉曲张风险。理解了静止不动是真正的危险，就可以发现存在于椅子设计中的一个基本缺陷，而这也是久坐对我们如此不利的原因之一。我们一直相信，椅子的设计越好，就越能舒适地为完美姿势提供支撑。但是，经过这么多年努力制造更舒适的椅子和提供更好的支撑，我们遇到了一个基本的错误假设：没有所谓的"完美姿势"。一把旨在让你保持"完美姿势"的椅子，就是为了让你保持静止。正如我们所看到的，静止是进化过程中人类身体无法很好处理的东西。

那么，我们应该废除椅子吗？有些人这样认为，并成功地让自己做到了这一点。但是，坐椅子的习惯在现代文化中根深蒂固，无法在大范围上实现简单逆转：我们坐着吃饭、工作、观看体育比赛、阅读、凝视笔记本电脑和电影屏幕。但是，我们能采取的措施包括重新定义什么是"好的椅子设计"。如果我们理想的椅子支持运动而不是静止不动，情况会怎样？如果坐着可以成为一种微妙而持续的积极练习，而不是让身体进入休眠状态，情况会怎么样？这并不仅仅是幻想。有一些公司，比如 Fully 公司，就在致力于提供支持"主动坐姿"的创新椅子——而且这是一种日益增长的趋势。菲利普和阿莉森都选择使用 Tic Toc 椅子（一种可以巧妙地旋转和摇摆以促进自然运动的椅子），并且喜欢它胜过其他任何椅子。

然而，即使是积极地坐着，运动量也低于我们身体在一天中保持健康所需的阈值。那么，我们应该采取哪些措施进行补救呢？我们对这个问题的条件反射是根据事实制订一个成功策略——该策略免除了我们与身体智慧联系的任何需要。我们就是这样被训练的。弄清楚什么对身体好，然后确保身体可以做到这一点。制订一个时间表——什么时候运动，运动量是多少，然后执行它。

这种方法当然有价值，但是正念的原则提出了另一个补充方法。正念身体在运动中寻找快乐。观察任何一个孩子就会发现，他们的智力还没有被禁锢在大脑中。当孩子在玩耍时，他们的快乐显而易见。当然，我们听说过跑步者的兴奋状态——但即使在更微妙的层面上，也能在最简单的转头、伸腿或身体重量的转移过程中找到一种轻松愉悦的感觉。让身体去感受——让自己和世界变得鲜活——舒缓自己，感受喜悦。正念训练不是要"完成某事"，无论这件事是散步还是锻炼，而是要开放身体，以各种方式让身体在其所处环境中移动、触摸和感受自己。随着你越来越关注身体的渴望和愉悦，你就可以越来越多地为它的快乐腾出空间。

可以将在身体中寻找快乐带入你最习惯和最平凡的任务中。MSTF 的原则可以帮助你在日常活动中发现一种全新的存在感。例如，缓慢从椅子上站起来，没有产生任何动力，也没有借助手臂的帮助，你会有怎样的感觉？保持整个上半身放松，当双腿耐心地将你抬起站立时，感受双腿的动作。尝试一下，你就会发现，一旦你站直了，就会以一种全新的方式感受到腿和腿下的地面。

受文化的制约，我们对地面的态度是如此冷漠，以至于我们可以几个月都完全不接触地面——我们的床、椅子和交通工具将我们的身体从地面上高高举起。但是我们与地面的联系是我们所有运动的主要参考点。在发明马桶之前，我们一天需要蹲在地面上好几次。日本人传统上是坐在地板上吃饭，躺在地板上睡觉。需要从地板上捡东西，或从底层抽屉里拿东西吗？这主要在于习惯，或者让身体爱玩的天性来引领你，当你取到物品时，你可以感觉到自己的身体存在于这个世界上。你可以放低你的身体，与地面进行接触联系，让回到站立姿势成为一种临在探索。

菲利普在他的训练中分享了一种做法，当他连续几天写作时，他会间歇性地采用这种做法。这种做法本身很简单：静止不动，直到身体想要移动，然后任由身体的冲动带着你随心所欲地移动（无论多么微妙，多么不合理）。当身体开始移动时，随着身体移动，无论它去往何处，也无论它以怎样的方式表达自己。作为一种探索，这具有特殊的价值，因为它具有颠覆性：不是头脑告诉身体该做什么，而是给身体自由，让它随心所欲地移动。随着时间的推移，这种"颠倒"的正念练习会变得越来越自如和熟悉，你会发现身体正在获取能量和一种可能已经沉寂多年的快乐。

有很多方法可以弥补我们久坐不动的文化，保持血液流动，让身体对世界保持清醒。找一些适合你的方法。如果你可以在生活中腾出空间让你的身体引导你运动——一些温柔的、好玩的、不可预测的、富有表现力的运动，你会尊重并整合那些能引导你更深入地进入正确的、有意识的智慧的冲动。

第 5 章
在失败中茁壮成长

兴奋效应：一种积极的冲击

快速浏览一下人类进化的轨迹，我们就可以从一定的角度了解到我们适应现代生活方式的时间是如此之短。人类已经在地球上生活了两百多万年；智人最早出现在二三十万年前；工业革命始于约 250 年前；苹果手机于 2007 年面世。毋庸置疑，我们的生理需求和能力远远滞后于由我们的先进技术所塑造的生活方式。我们的身体进化是为了适应一种包括弯腰、闪避、挖掘、跳跃、伸手、蹲下、爬行、举起、拉动、搬运和攀爬等各种运动的生活方式。几千年来，这些不同的活动一直是我们日常生活的一部分，发生在不平坦的地面上，而不是在精确校准的楼梯、平坦的地板或人行道上。

我们的日常活动也时常被需要力量或速度的、激烈的、有时甚至是生死攸关的战斗所中断。这种强烈的能量爆发通常是短暂的，或许需要我们追逐猎物，或者冲刺前进以避免成为猎物。我们可能需要巨大的力量才能将动物尸体拖上山，或者拖着树干穿越森林去生火。或者，考虑到人类的历史，在受到同类的攻击时，我们需要为了生存而奋战。

身体需要、期望并且依赖于两种活动：适度运动和剧烈运动。但是身体的适应性反应会因为剧烈活动而受到一种特殊紧迫感的刺激，尤其是在我们达到力量或耐力的极限时。这种压力会在细胞水平上诱导深度适应，使得身体为下一次危机做更好的准备。我们的肌肉适应如此激烈挑战的能力是如此重要，以至于它仍然是身体的一种终身特质，即使在 80 岁和 90 岁的老年人身上，也可以随时体现这种特质。我们对强度的新陈代谢反应是超负荷原则起作用的原因。这就是为什么强度比持续时间更能有效促进健康。强度为我们的身体提供了积极的冲击，向身体的古老回路发出信号，表明我们的环境中存在一种超出我们能力的压力，身体需要适应该压力。这里存在一种直接关系：强度越高，刺激产生的适应能力就越强。

这种积极冲击的专业术语是兴奋效应（hormesis）。这个词与另一个术语激效（hormetic）密切相关，激效的意思是"具有刺激或推动的特性"。兴奋效应是一种短暂的压力，可以刺激或推动积极的适应能力。可以通过极热或极冷、禁食或高强度运动的形式产生兴奋效应。2018 年的一篇题为《为什么强度不是一个坏词：改善任何年龄的健康状况》的论文令人鼓舞，该论文研究了高强度运动如何影响不同的衰老标准。该论文得出的结论是：随着年龄的增长会出现肌少症，同时伴随着力量、有氧健身能力、运动难易程度、能量消耗和体重增加敏感性的降低，高强度运动训练可以减缓这些不利影响。事实上，一个非常健康的 75 岁老人可以拥有与 35 岁的人相似的生理机能。然而，关键在于强度。如果没有一些高强度训练，肌肉、功能和体重的逐渐丧失会加速衰老的有害影响 [135]。

有两种运动形式可以真正利用兴奋效应。这两种运动都让身体经历短暂的激烈活动（唤醒我们古老的适应回路），然后是短暂的恢复，接着是另一段短暂的激烈活动，以此类推。第一种运动是本书关注的运动：高强度力量训练，MSTF 就是一个示例。另一种运动是高强度间歇训练，或 HIIT，近年来因其显著的效果备受关注。

HIIT 是一种有氧运动形式，包括短时间、高强度的有氧运动，比如跑步、划船、骑自行车或游泳，中间穿插着短暂的恢复时间。有各种各样的方案，对全力以赴活动的持续时间和恢复时间提供了不同的指导。也许最简单有效的训练方案是由马丁·吉巴拉和他的团队制订的。吉巴拉是 HIIT 最重要的研究人员之一，吉巴拉 HIIT 只需花费 10 分钟：3 分钟热身；20 秒冲刺；2 分钟慢走；另一个 20 秒冲刺；另一个 2 分钟慢走；最后的 20 秒冲刺；2 分钟放松。这就是 10 分钟的总锻炼时间，其中只包含 1 分钟的艰苦锻炼。

HIIT 的效果如何？一项研究表明，在这个训练方案中，一分钟的高强度锻炼与 50 分钟的常规耐力训练具有相同的益处。另一项研究将久坐不动、不爱运动的人分成两个群组。其中一个群组在 12 周内每周进行 3 次吉巴拉 HIIT，另一个群组在相同训练期内每周进行 135 分钟的稳态有氧运动——"稳态"意味着你只需保持适当的速度。两个群组获得的改善是相同的，这告诉我们，每周 3 次一分钟的剧烈运动可以提供与每周 3 次 45 分钟的耐力训练相同的心肺功能益处 [136]。

毫无疑问，耐力训练会帮助你变得健康。如果你喜欢进行长距离轻松跑步，那就坚持下去吧！你将会在许多方面从中受益。但身体里有一种被强度激活的魔力。正如吉巴拉所指出的那样，运动强度越大，其代谢作用就越大 [137]。这也是 MSTF 提倡采用瞬间达到肌肉力竭的强度的一个原因。需要明确的一点是：达到"力竭"的强度和感觉疲劳的强度是不同的；如果你的任何一个大肌肉群达到了力竭程度，达到力竭的强度将会传遍你的全身。

这种差异有助于我们更清楚地理解强度的含义——毕竟，强度是一种主观评估。2011 年发表的一篇里程碑式的论文进一步为我们提供了帮助，该论文回顾和总结了抗阻训练方案的相关研究，以推荐"更符合逻辑、基于证据的训练建议 [138]"。研究人员对术语"强度"提出疑问，他们得出结论"只有一种准确的强度测量方法，即当参与者在给定的阻力下无法再进行重复练习时，该强度被定义为 100%" [139]。出于本书的目的，我们采用了这个定义。"剧烈"运动指使目标肌肉瞬间力竭的运动。吉巴拉还指出，在 HIIT 期间，需要全力以赴。当他告诉一名受训者要在冲刺阶段"尽其所能"时，他说这样做"就像你在进行冲刺，以便从迎面而来的汽车下救出一个孩子一样[140]"。

一想到全力以赴，人们就会自然而然地想到一个问题：它有多安全？

在进行任何新的训练计划之前总是咨询你的医生是一个明智之举，无论是进行 MSTF 训练、HIIT 还是其他训练，吉巴拉和本书的作者都建议这样做。然而，在安全性方面，MSTF 和 HIIT 之间有明显的不同。MSTF 通过非常缓慢的动作使目标肌肉力竭，从而达到全力以赴，因此它以最小的影响产生最大的强度：肌肉、肌腱、骨骼、关节和韧带上的压力永远不会突然或爆发性地增加。事实证明，即使对于患有骨质疏松症的老年妇女，MSTF 也是安全的。

另一方面，HIIT 通过让人以尽可能快的速度在短时间内冲刺来实现全力以赴，无论是跑步、划船、骑自行车还是游泳。全力冲刺对身体施加了很大的压力，使身体很容易受伤。例如，到了一定年龄，以尽可能快的速度跑步就很大风险。即使是世界上最健康的运动员，甚至是那些专门为此而训练的运动员，以尽可能快的速度跑步也是一种风险。1997 年，多诺万·贝利（Donovan Bailey）（当时世界上最快的 100 米跑步运动员）和迈克尔·约翰逊（Michael Johnson）（当时世界上成绩最好的 200 米跑步运动员）之间进行了一场备受瞩目的比赛。比赛的目的是确认谁是"世界上跑得最快的人"，比赛距离设定为 150 米。在一次有 30000 名观众参加的电视直播活动中，约翰逊因股四头肌拉伤而不得不在 110 米处停止跑步。这次受伤使他无法参加几周后的 1997 年美国室外田径锦标赛。

为了降低受伤风险，HIIT 最安全的使用方法是在减缓身体运动的设备（如划船机）上使用，或者限制运动范围和可以施加力量的设备，例如高速骑行的固定自行车。即便如此，在 HIIT 中受伤的风险也高于 MSTF。例如，如果你不适合划船，建议你第一次在设备上锻炼时不要全力以赴。和 MSTF 一样，首先要关注正确的姿势，你的身体会因此而变得更强壮。

HIIT 和 MSTF 方案都可以根据个人的需要和能力进行调整。卡塔琳娜·迈耶（Katharina Meyer）的研究向我们展示了通过 HIIT 可以成功做到这一点。作为一名德国心血管生理学家，迈耶与患有严重心脏病的患者（接受过搭桥手术的患者或患有慢性心力衰竭的患者）一起工作，她为他们制订了间歇训练方案：短时间、高强度运动，然后是短时间的恢复期。在她的许多同事看来，这似乎很疯狂，但结果却令人震惊。例如，在迈耶的一项研究中，心力衰竭患者仅在短短 3 周内就将心肺功能提高了 20%[141]。

使 HIIT 或 MSTF 的强度对心脏安全的原因是，虽然它们对某些骨骼肌施加了巨大的压力，但它们对心脏的负荷是短暂的，有内在的恢复时间。事实上，迈耶发现，间歇训练对心脏的压力比通常用于心脏病患者的稳态有氧训练要低 12% 至 17%[142]。

HIIT 和 MSTF 非常互补，它们以不同的方式对身体施加压力，从而引发不同的适应能力。菲利普每周在划船机上进行一次 9.5 分钟的 HIIT，他喜欢这种体验[143]。这种训练每次只需 30 秒就能让他全力以赴，这是一种令人兴奋的训练方式，与 MSTF 训练带来的兴奋感截然不同。尽管他每周只进行一次短时间的锻炼，但他对自己在运动表现方面的速度提升感到惊讶。不过，他发现，他的改善与挪威生理学家乌尔里希·维斯洛夫（Ulrich Wisløff）的研究一致，该研究表明，HIIT 可以最大限度地降低心血管疾病的风险，每周只需进行一次简短的训练。他发现，更频繁或更长时间的锻炼并没有带来额外的好处[144]。因此，MSTF 和 HIIT 都挑战了我们"运动越多越好"的文化信念。说到健身，只要可以安全进行，似乎是"越剧烈越好"。

最重要的健身形式是什么

在第 2 章中，我们引用了马丁·吉巴拉的断言，即有氧健身"恰好是对保持健康、长寿和积极生活，以及对抗衰老和避免许多慢性疾病最重要的健身形式"。我们一致认为有氧健身非常不错。如果 HIIT 是你的首选锻炼方式，那就坚持下去吧！你正在为你的健康做一件伟大的事情。但是，在评估个人选择以最大限度地改善你的终身活力、身心健康并降低你患慢性疾病的风险时，HIIT 和 MSTF 之间的差异是值得注意的。

肯尼思·库珀撰写的一些极具影响力的有氧运动图书确立了一种应该延长有氧健身时间的偏见。随后的研究推翻和否认了稳态有氧运动是我们身体健康的基石的观点，甚至推翻了心血管适应主要发生在心脏或肺部的观点。在我们运动时，我们的心血管系统开始更加努力工作，因为我们的肌肉正在完成其工作。更具体地说，正如一篇关于该主题的学术评论中明确指出的那样，"确定促进心血管健康的生理适应性的关键因素是强烈的肌肉收缩[145]"。运动产生的适应主要发生在肌肉中。我们在自行车运动员只用一条腿训练的实验中看到了这一点。经过四周的训练后，一个群组的人在使用训练过的腿时，他们的有氧健身能力提高了 23%，但在使用未训练过的腿时，有氧健身能力几乎没有提高。

西点军校的"全面体能项目"研究也强调了心血管适应的本质。对于在诺德士器械上进行为期 6 周的高强度力量训练的大学足球运动员，他们在与心血管健康相关的所有 60 项指标上超越了接受常规训练的大学足球运动员，或与他们持平。事实上，对抗阻训练和心血管健康相关文献的全面系统回顾得出的结论是："将特定的运动方式确定为'有氧运动'或'心血管运动'是一种用词不当的说法。任何运动方式产生心血管适应性的程度似乎都主要取决于运动强度。[146]"

我们再次认识到了强度的重要性——这是 HIIT 所擅长的事情，就像 MSTF 一样。但如果二者都对心血管健康有显著贡献，我们可能会更具体地反思吉巴拉的说法，即有氧健身是"最重要"的健身形式。我们可能会首先注意到两种训练形式在促进肌肉力量方面的显著差异。请记住，肌肉越强壮，收缩越剧烈，肌细胞因子的释放就越多。无论是在自行车上、跑步机上或在游泳池中进行 HIIT，都会给一些肌肉带来强烈的收缩，而对另一些肌肉几乎没有影响。例如，用力骑自行车会使大腿肌肉超负荷，但不太可能给肩膀、手臂或腹肌带来剧烈收缩。跑步也是如此：马拉松运动员的有氧健身能力可能是最强的——但他们的手臂肌肉通常并不发达。

相比之下，MSTF 可以在不到半小时的时间内锁定目标，使身体的所有主要肌肉群力竭。然后，它可以继续增强次要肌肉，例如下背部或肩袖的肌肉。随着 MSTF 系统地重新平衡了身体的生物张拉整体（减少了疼痛，增加了活动性），它强化了新陈代谢健康的基础：产生肌细胞因子的肌肉。MSTF 以一种吸引你进入和谐状态而不是促进自我冲突的方式做到了这一点。

简而言之，MSTF 可以促进有氧健身，但也可以直接抵消肌少症的影响。MSTF 最终建立的是深度健康，这是一种身心全面健康状态，可以降低慢性疾病的风险，促进活力，帮助避免摔倒，使关节、骨骼和肌腱恢复健康以对抗损伤，改善认知功能和心理健康，降低全因死亡风险，并提高生活质量。一旦你认识到深度正念健身对你的健康有多么深远的影响，你就会明白，MSTF 所培养的全身平衡力量与有氧健身这一专业类别相比，并非"较不重要的健身形式"，相反地，它更为重要。

离心力量增益

MSTF 有一种促进肌肉力量的特殊方式，但 HIIT 并不经常或并不能轻易地利用这种方式。这种优势与重复练习所经历的两个不同阶段有关。第一阶段包括举起一个重物（称为向心阶段），此时肌肉会收缩；第二阶段包括降低一个重物（称为离心阶段），在这个阶段，肌肉会拉长。在降低重物时，肌肉大约增强了 35%——这意味着如果你能以可控方式举起的最大重量是 100 磅，那么你以可控方式降低的最大重量是 135 磅。如果肌肉在降低重物时力竭，它承受的压力会比举起相同重量力竭时要大。

如果你真的想增强你的力量，可以尝试仅做一些离心收缩重复练习。因为重复练习的下降阶段可以更深入地对肌肉组织施加压力，如果你可以专注于"离心"抗阻训练，将大大提高力量增益。一项研究发现，离心训练增加的离心力量是向心训练增加的向心力量的 3.5 倍；负责爆发力的肌肉纤维在离心训练后的增长比在向心训练后增加了 10 倍；离心训练在离心收缩期间增加肌肉中的神经活动大约是向心训练在向心收缩期间增加神经活动的 7 倍[147]。

如果你真的想增强你的力量，那么，你可以试着仅做一些离心收缩重复练习。

1973 年，美国佛罗里达州德兰高中的一个举重队采用了这种方法，连续赢得了 100

多场比赛。他们连续 7 年保持不败，这一记录很可能永远无法被超越[148]。MSTF 利用了这种离心优势：在某项运动的最后一次重复练习中，尽可能缓慢地降低重物——如果可能的话，最好让这个离心阶段持续 30 秒或更长的时间。通过这样做，你的肌肉所达到的疲劳程度将远远超过你在向心阶段所能达到的程度。

另一方面，HIIT 不适合利用离心阶段。例如，如果你骑的是一辆固定档自行车，而你的右腿刚刚将踏板推到运行轨迹的底部，那么为了进入离心阶段，必须以同样的力度向下踩踏板并重新开始。两条腿会一直相互对抗，这样自行车就哪儿也去不了。跑步、游泳或划船也是如此。如果正在通过 HIIT 改善一个单独的心血管健康类别，那么缺乏离心强化就不会成为问题；但是，像创造新的毛细血管和代谢能量的新路径这样的适应能力是发生在肌肉中的。肌肉承受的压力越大，适应能力就越强，肌肉就会变得越强壮，为你的整体健康提供的支持就越多。

MSTF 与骨质疏松症

MSTF 提供的另一个 HIIT 所没有的显著优势是其作为骨质疏松症对策的有效性。在世界各地，骨质疏松症造成了广泛的痛苦。国际骨质疏松症基金会（International Osteoporosis Foundation）报告说，在全球范围内，骨质疏松症每 3 秒就会导致一次骨折。它最常给女性带来困扰——在美国、欧洲和日本，大约有 7500 万女性患有骨质疏松症；但是，在全球范围内，在 50 岁以上的男性中，每 5 人中就有 1 人会经历骨质疏松性骨折[149]。一项对 750 名年龄在 50 岁至 94 岁之间的女性进行了 10 年跟踪调查的研究发现，"肌肉骨骼健康状况不佳会增加与年龄无关的死亡风险。这似乎主要是由骨量下降所致[150]"。

研究表明，力量训练是一种安全有效的骨质疏松症干预措施。如果力量训练被广泛采用，那将是一件大好事。但是旧的偏见妨碍了我们。一项名为"高强度抗阻训练是安全的，可改善骨量低至极低的绝经后妇女的骨骼、功能和身材"的试验报告称：尽管缺乏明显的疗效，但骨质疏松症的运动指南通常会推荐中等强度的运动，因为高强度负荷会有骨折的风险。事实上，仅仅是安全方面的考虑，就阻止了公认的骨组织对高强度负荷的优先反应被应用到那些受益最多的人身上[151]。

当治疗骨质疏松症时，我们面临一个困境：显著的机械负荷是刺激骨骼变得更强壮的根本因素；但是脆弱的骨头在巨大的机械负荷下会断裂。因此，通常推荐进行适度、稳定的活动。然而，正如一项名为"抗阻训练对骨骼健康的影响"的研究所说的，"长时间的有氧训练（如游泳、骑自行车和走路）对所有身体系统都有广泛的好处，但有临床证据表明，这些活动都不能对骨骼提供足够的刺激[152]"。换句话说，这些活动都不涉及显著的机械负荷。另一方面，通过引入中等到高等强度的有氧训练来增加负荷"可能是严重骨质疏松症患者的禁忌[153]"。即使建议进行力量训练，当前骨质疏松症的运动指南也只规定了进行中等强度的抗阻训练，"不足以产生机械应力来刺激成骨反应[154]"。

该研究提出的建议是明确的：渐进式抗阻运动"已被强调为维持或增加骨量和骨密度的最有希望的干预措施。这是因为该运动可以对骨骼施加各种肌肉负荷，产生刺激并促进骨骼的成骨反应[155]"。高强度力量训练已被证明可以维持或改善绝经后妇女的骨密度，而不会增加受伤或疼痛的风险。是的，高强度力量训练是剧烈运动，但因为该运动是如此缓慢，所以造成的影响也很小。此外，由于肌肉随着强度而产生肌肉收缩，它们会释放肌细胞因子，刺激骨密度的增加。当然，抗阻训练的强度和类型应该根据具体情况进行评估。但正如海伦·汤姆森（Helen Thomson）在《新科学家》杂志上简明扼要地总结了这个问题，"力量训练对骨骼的影响确实胜过有氧运动[156]"。

HIIT 是一个非常有效的模式，是 MSTF 的绝佳补充。二者都是剧烈运动，都会激发触发适应性的古老生理机制。二者都有助于心血管健康。总而言之，虽然 MSTF 带来了一些相关的优势：通过针对肌肉力量，可以将它用作肌少症的直接对策；通过锻炼身体的所有主要肌肉，它给肌肉群带来了平衡；通过包含离心收缩，它加速了肌力力量的增加以及这种增加带来的所有内分泌和力学方面的益处；它可以安全有效地对抗骨质疏松症。这两种运动模式对身体施加压力的方式是不同的，HIIT 可能还会带来 MSTF 所没有的优势。然而，在撰写本书的时候，作者们并不了解所有的优势。

为什么肌肉健康需要强度

既然本书从某种程度上讲是对肌肉和最近的发现的致敬（这些发现使肌肉成为我们代谢健康的关键），让我们更仔细看看肌肉是如何工作的。每块肌肉（例如肱二头肌）都由许多单独的"运动单元"组成。运动单元是一系列像树枝一样生长的肌肉纤维：它们都通向单个神经，就像树枝通向树干一样。当神经被激活时，运动单元的所有纤维都会收缩在一起。运动单元和组成它们的肌肉纤维大致分为 3 类：较小的"耐力"肌肉纤维（也称为慢肌纤维）；中等大小的"中间"纤维（也称为中间收缩纤维）；以及大的"发电站"或"动力"纤维（又名快肌纤维）。关于这 3 种类型的肌肉纤维，最有趣的可能是一种被称为大小原则的东西，它被描述为"可能是神经生物学中最受支持的原则[157]"。这一原则表明，肌肉中不同纤维的招募有一个不变的顺序。首先招募较小的耐力纤维。在耐力纤维疲劳时，就会使用中间纤维。只有在中间纤维疲劳时，才会激活"发电站"纤维。上述过程蕴含着深刻的智慧。耐力纤维很容易兴奋，时刻准备开始工作。它们是最常用的纤维，也是最抗疲劳的纤维，恢复速度也是最快的。换句话说，耐力纤维的特性就是不断前进。耐力纤维是较小纤维的一个原因是，一旦它们感到疲劳，它们就会得到中间纤维的帮助——因此它们不会受到明显的刺激而变大。

另一个非常相关的事实是，耐力纤维倾向于从脂肪而不是糖原中代谢能量。糖原是身体不需要糖时将其储存在体内的形式。正如我们提到的，糖原主要储存在肌肉（约

80%）和肝脏（约 20%）中；但这两个存储站点有不同的功能。储存在肝脏中的糖原会根据需要释放到血液中，以维持最佳血糖水平。储存在肌肉中的糖原可以被肌肉用来应对来自环境的压力。

这凸显了进化赋予人类在紧急情况下拥有短暂而强烈能量爆发的重要性。除非促进突然能量需求的能量就在肌肉中，否则必须从其他地方输送能量——这需要时间，而且可能意味着生存与否的区别。因此，进化优先考虑确保肌肉中储存的糖原储备充足并随时可用。

中间纤维具有中等强度、中等耐久性和中等恢复时间。当中间纤维疲劳时，就会激活动力纤维。但这并不容易发生。尽管动力纤维很有能力，但它们很快就会疲劳，恢复也很缓慢，还会耗尽肌肉的糖原储备。所以进化为我们提供了其他肌肉纤维来帮助我们度过除了最极端的情况之外的所有情况。这一事实强调了为什么运动强度如此重要：除非耐力和中间纤维出现故障，否则不会激活动力纤维；而且除非肌肉被激活并处于超负荷状态，否则它们不会因受到刺激而增强；如果没有这种刺激，肌肉就会萎缩。

然而，当强大的动力纤维出现故障时，回报是巨大的。因为动力纤维是最先被肌少症削弱的肌肉纤维，所以它们从超负荷中获益最多。与耐力纤维不同，动力纤维对压力反应良好。如果动力纤维疲劳了，没有其他肌肉在等待接管它们的工作，动力纤维就是你最后的手段，并且已经进化为通过缓慢但强健的重塑恢复过程来应对超负荷——从而让肌肉变得更大、更强壮。

随着一组动作的进行，你的动力纤维开始减弱（在生死攸关的斗争中，它们会自然减弱），肾上腺素被释放到你的系统中——这会导致肌肉中储存的大量葡萄糖的释放，以及脂肪酸向血液中的释放，以便运输到肌肉进行代谢。因此，运动强度不仅会导致一些脂肪被燃烧，还会耗尽肌肉中储存的葡萄糖，然后对这些葡萄糖进行补充。这个过程会导致胰岛素敏感性的提高。

相比之下，可以考虑这样一种情况，一个经常锻炼的人每周进行 5 次低强度的慢跑。他可能永远也不会清空肌肉中储存的葡萄糖。如果这些储备仍然是充足的，任何消耗掉的多余葡萄糖都必须以脂肪的形式存储。此外，由于慢跑时没有使用到动力纤维，所以动力纤维会萎缩——进一步减少葡萄糖的储存空间，从而导致更多的碳水化合物以脂肪的形式进行储存。糖尿病、肌少症和冠状动脉疾病的风险会不断上升。

招募动力肌纤维所需的强度是确定在一组练习中招募所有 3 种肌纤维和让它们疲劳所必需的标准。如果重量太轻，可能永远无需招募动力纤维；即使不招募动力纤维，一组练习也可以持续很长时间，以至于耐力纤维和中间纤维很快恢复，足以分担负荷，这会降低使动力纤维疲劳所需的强度。另一方面，如果重量太重，动力纤维可能会立即取代耐力纤维和中间纤维，这意味着这些纤维永远不会真正承受压力。一组理想的练习会耗尽所有 3 种肌肉纤维，一个接一个地耗尽。如果一组练习在 1.5~2 分钟之间让我们达到力竭，自然就会出现耗尽所有 3 种肌肉纤维的情况。

肾上腺素反应

我们的现代生活方式并非没有压力。我们坐在办公桌前，与工作的最后期限抗争，承受客户的抱怨，满足老板的需求，还要处理好人际关系——我们面临的每一种压力都会导致在体内释放肾上腺素。我们狩猎采集的生理机能让我们为速度或力量的爆发做好准备：战斗、逃跑或寻求他人的援助。但相反，当我们专注于令人压抑的最后期限、迫在眉睫的财务或关系危机时，我们虽然坐着不动，但肾上腺素也会开始飙升。随着时间的推移，肾上腺素的慢性激增会损害血管，让血压增高，增加心脏病或脑卒中发作的风险——更不用说导致焦虑、体重增加、头痛和失眠了。

然而，当身体能够通过体力工作使用肾上腺素时，一系列积极的适应就会启动。我们已经提到过，随着强度的增加，肾上腺素的释放会激活肌肉中糖原的释放，从而提供直接的能量来源；而且糖原的这种消耗提供了诸如改善胰岛素敏感性等益处。但是肾上腺素的积极作用远不止于此。肾上腺素还可以激活一种特殊的酶，使脂肪从储存中释放并进入血液，从而为肌肉提供额外的能量。它还会显著促进肌细胞因子的产生——肌细胞因子是一种"运动因子"，可以促进身体每个器官的积极变化。

当在剧烈运动中释放肾上腺素时，还会产生另一个明显的好处：会激活一种被称为 CRTC2 的蛋白质。这种单一蛋白质可使得目标肌肉的力量长期显著增加，并且这种增加与运动强度有关。

发现 CRTC2 在人体内所起的作用是一个引人注目的发现。研究人员知道，短时间的高强度锻炼会带来显著的好处，例如整体健康状况的改变、更好地控制血糖和减轻体重；但是他们想确定促进力量和耐力持久增长的细胞活动。在这种锻炼中释放的肾上腺素和其他生化物质显然会对力量产生短期影响——只要注射一针肾上腺素，你就突然可以移开压住你朋友的木头——但人们普遍认为，这种生化物质只提供了短暂的增强效果，并不会导致肌肉出现任何持久的适应性变化。斯克里普斯研究所的科学家们对此并不确定。他们研究了 CRTC2 这种在压力下被基因激活的蛋白质，并特别关注 CRTC2 对身体利用血糖和脂肪酸的影响。他们的研究让他们怀疑，一旦肾上腺素应激反应消退，CRTC2 可能促进力量的持久性变化。

对照群组的耐力提高了 8.5%；CRTC2 群组的耐力提高了 103%。

人和老鼠在承受压力的时候都会激活 CRTC2 蛋白。因此，斯克里普斯团队培育了比普通老鼠产生更多 CRTC2 的老鼠。然后，他们让特殊培育的老鼠和对照群组的普通老鼠进行相同的高强度跑步。两周后，他们将研究结果汇总并对各个群组进行比较。两组数据之间的差异令人震惊。例如，对照群组的耐力提高了 8.5%；CRTC2 群组的耐力提高了 103%。再次重申：两个群组都采用了相同的训练计划。其他差异包括 CRTC2 群组的肌肉可用燃料量有所增加：它们的糖原供应增加了 121%，甘油三酯增加了 48%[158]。

结果表明，CRTC2 增强了肌肉对耐力和力量的适应性，这种适应性不是短暂的，而是长期的。正如斯克里普斯团队的一位首席研究员迈克尔·康克赖特（Michael Conkright）所说的，"如果你认为肾上腺素系统是一种在上班路上遇到熊时调动资源的系统，那么我们会发现，这个系统还会让你为下一次遇到熊做好准备[159]"。你当然可以通过进行不会引发肾上腺素反应的更温和的运动来获得持久的力量增长，但像对于对照群组中的老鼠所做的那样，你的力量会增加得更慢，不会增加太多。你还会错过所有其他由肾上腺素释放刺激的积极适应。

肾上腺素对健康的影响是显而易见的：如果你想不断获得提高，你必须不断调整锻炼的难度。一旦熟悉了某个日常锻炼计划，你的交感神经系统就会对此感到厌倦。克罗托内的米洛对他的牛非常了解。正如迈克尔·康克赖特所说的，"关键是要走出你身体的舒适区，因为只有当你走出舒适区时，才会看到这样做的独特后果[160]"。当然，在进行每组练习的时候，MSTF 的"舒适区"都被人们抛在了脑后。

越来越年轻

衰老在临床上被定义为"随着时间的推移，个体生理完整性渐进丧失，最终导致身体机能退化[161]"。好吧，谁想要这样的结果呢？难怪有史以来，人类就一直对永葆青春的梦想念念不忘：永葆青春也是我们已知的最早的史诗文学作品《吉尔伽美什史诗》（*Epic of Gilgamesh*）中的一个重要主题。4000 多年来，我们似乎一直在寻找避免衰老的方法。就像故事里吉尔伽美什潜入一口井里寻找一种吞下去后就能永葆青春的神秘植物一样，我们似乎也对这种吞下去就能永葆青春的东西念念不忘——比如一颗神奇的药丸。这种强烈的欲望支撑着一个庞大的保健品行业，这些保健品因其消除衰老迹象的能力而受到市场吹捧。

在实现这个永恒的梦想之前，衰老仍然是不可避免的。但是，我们越来越多地发现，衰老导致"身体机能退化"的速度并非不可避免。研究证明，衰老不仅可以被减缓——实际上，还可以在细胞水平上被逆转。你真的可以"返老还童"。实现这一目标最可靠的方法不是从瓶子里拿出神奇的药丸，而是对身体施加适当的压力——某种促进积极适应的兴奋效应。

兴奋效应如此有效的原因就隐藏在我们进化史的深处：我们最早的祖先发展了一种遗传怪癖，可以将我们的新陈代谢转变为修复模式。按照为实现进化而设定的条件，我们生活在两个必要条件下：生存和繁衍。当时机成熟时（即食物充足、水干净、天气温时），所有系统都会运转。然而，当日子变得艰难时（例如，当你面临饥荒带来的身体磨难时），那么最好节约使用你所拥有的一切资源，更谨慎地提供能源支出。在饥荒时生孩子也是一种危险。婴儿可能无法存活，而在怀孕、分娩期间以及分娩后需要投入的所有精力和资源都可能导致父母拥有更少的资源，甚至可能导致留给更大社区的资源变得更少。

大约 40 亿年前，当早期原始细胞首次在地球上进化时，它们学会了实施相同的策略，这被编码到两个基因不断进行的交替作用中。当情况变得艰难时，会激活一种抑制基因，其唯一作用就是阻止细胞繁殖。当时机再次变得有利时，就会激活第二个基因：它会产生一种关闭抑制基因的蛋白质，这意味着细胞可以再次繁殖，并在更利于生存的环境中繁殖。

然而，这种交替作用还有一个奇怪的地方，它解决了细胞繁殖依赖于 DNA 的问题，因为 DNA 容易受到不同来源的损害，包括细胞分裂过程中可能发生的错误。如果一个细胞的 DNA 受损，其后代存活的机会就会降低。所以原始细胞非常重视 DNA 修复。请记住，第二个基因产生的蛋白质会使抑制基因失去活性。如果这些原始细胞中的某个细胞感觉到自己的 DNA 发生断裂，使抑制基因失去活性的蛋白质就会离开它，去帮助修复DNA。从蛋白质中释放出来的抑制基因再次被激活，并完成其阻止细胞繁殖的工作，从而引导细胞资源进行修复。

修复 DNA 的需求对生命本身至关重要。这就是所有生命都包含一种修复模式的原因——长寿专家大卫·辛克莱（David Sinclair）将这种修复模式称为"生存回路"。他的解释是，"每种生物的祖先都进化成能够感知 DNA 损伤，减缓细胞生长，并将能量转移到 DNA 修复上，直到细胞被修复[162]"。

自生存回路首次出现以来，这 40 亿年中，情况发生了很大的变化。人类不仅仅只有两个基因参与这个回路；进化还为我们提供了 20 多种参与该回路的基因。它们所做的修复工作不仅延长了我们的寿命，还使我们整体更健康。这 20 多种长寿基因中包括一个由7 个基因组成的特殊家族，称为去乙酰化酶（Sirtuins）家族。辛克莱解释说，当我们的身体受到压力时，去乙酰化酶会保护我们免受衰老带来的主要疾病（例如，糖尿病和心脏病、阿尔茨海默病和骨质疏松症，甚至癌症）的侵害。去乙酰化酶可以抑制慢性的、过度活跃的炎症，这些炎症会导致动脉粥样硬化、代谢紊乱、溃疡性结肠炎、关节炎和哮喘等疾病。去乙酰化酶还可以防止细胞死亡并强化细胞的动力包（线粒体）。它们还会与肌肉萎缩、骨质疏松症和黄斑变性作斗争[163]。

简而言之，去乙酰化酶以一种影响全身健康和健身的方式调节细胞繁殖和 DNA 修复。但这里有一个问题：去乙酰化酶需要一个名字非常长的分子（烟酰胺腺嘌呤二核苷酸，缩写为 NAD），才能被激活；随着年龄的增长，我们的 NAD 供应会减少。50 岁的人的 NAD 水平通常只有 20 岁的一半。正如辛克莱所观察到的那样，"随着年龄的增长，NAD 的减少以及由此导致的去乙酰化酶活性的下降，被认为是我们身体在年老时患病的主要原因，但在我们年轻时不会出现这些问题 [164]"。

不过，NAD 的减少并非不可避免。我们古老的生存回路一旦被激活，实际上就开始让生物钟逆转。这些生存回路会提升 NAD 水平，以便去乙酰化酶能够开始修复和保护身体。这个小奇迹的关键在于兴奋效应——压力引起的代谢冲击，例如尽管你全力以赴地继续训练，仍会体验到肌肉暂时力竭。

强化线粒体

正如辛克莱提到的，去乙酰化酶可以"强化线粒体，即细胞的动力包"。这项功能值得进一步研究，因为线粒体似乎在我们与衰老相关的退行性改变中发挥着核心作用 [165]。我们特别感兴趣的是肌少症和线粒体功能障碍之间的密切联系：其中一个存在，另一个很有可能也存在。

那么什么是线粒体呢？在每一个复杂的有机体中都可以找到线粒体，它们是细胞器（"微小器官"），在细胞内形成扩展网络，并精细地调整细胞的新陈代谢需求 [166]。线粒体具有多种功能，这些功能对我们的活力和身心健康都至关重要。首先，线粒体负责代谢能量，以便身体可以利用该能量，将脂肪酸和碳水化合物转化为腺苷三磷酸（ATP）。ATP 是体内能量转移和储存的媒介，随时准备为包括肌肉收缩在内的细胞过程提供燃料。线粒体产生我们细胞所使用的大约 90% 的能量。同时，线粒体消耗了我们呼吸的 90% 以上的氧气，所以它们是维持呼吸功能的一系列反应的重要一环。线粒体还在激活细胞凋亡方面发挥着关键作用，细胞凋亡是我们之前提到的"刽子手"功能，负责确保细胞按时死亡，不会长成肿瘤。

线粒体在以惊人的速度进行复制：细胞每秒制造大约 20 亿个线粒体，这是一件好事，因为细胞内线粒体的质量越大，细胞代谢的能量就越多。然而，随着年龄的增长，线粒体往往会变得功能失调。发生复制错误会造成 DNA 缺陷，然后这些突变的副本会再次进行复制。随着时间的推移，错误副本的数量开始超过正常副本。但是这种累积的损伤可以持续很长时间而没有明显的影响，因为细胞仍然能够使用氧气和代谢能量。一篇研究肌少症和线粒体异常之间关系的论文指出，"通常具有 10% 健康线粒体的 DNA 分子就足以让细胞维持正常的呼吸功能 [167]"。

然而，在细胞水平上，线粒体损伤是一个越来越大的负担，最终可能达到临界点。运动科学专家詹妮弗·特里尔克（Jennifer Trilk）解释说："在开始看到全球影响之前，你就开始看到细胞功能障碍，最终表现为各种疾病症状：糖尿病、癌症和心血管疾病 [168]。"因此，即使是健康的老年人，在检查时也会出现粒体功能障碍的症状。然而，当身体在某种形式的运动中经历"全力以赴"的压力时，我们古老的、基因激活的生存回路再次将我们置于修

即使是健康的老年人，在检查时也会出现粒体功能障碍的症状。

复模式，诱导分子适应，逆转线粒体功能障碍，并增加线粒体质量。

一项名为"抗阻运动可以逆转人类骨骼肌衰老"的研究试图澄清与衰老和线粒体健康有关的两个问题：首先，线粒体损伤和衰老之间是否存在关联；如果存在关联，抗阻训练是否可以刺激线粒体在本质上变得更年轻。为了进行比较，这项研究招募了两组人：一组由 25 名老年人组成，另一组由 26 名年轻人组成。参与者有男有女，都很健康。为了确定线粒体损伤的水平，在最初的时候，对两组人的肌肉活检进行了"转录谱"评估。与年轻组的人相比，老年组的人表现出明显的线粒体老化迹象。

随后是为期 6 个月的每周两次的抗阻训练。在实验结束时，参与者再次接受评估，来自老年组的肌肉活检显示，"对于大多数受年龄和运动影响的基因来说，衰老的转录特征明显逆转回到年轻水平"，而线粒体损伤已经"在转录组水平上有明显逆转[169]"。

多伦多约克大学肌肉健康研究中心主任大卫·胡德（David Hood）将运动称为"线粒体药物"。他强调，线粒体对不同的刺激有显著的反应，会调整其体积、结构和功能。但适应可以是双向的。他在《生理学年度回顾》上与人合著的一篇论文中指出，线粒体也通过变得越来越功能失调来适应肌少症[170]。这使人们关注到现代流行病的一个未被充分认识但非常重要的影响：失去肌肉力量会损害线粒体的功能；功能失调的线粒体，即使它们能继续支持呼吸，也会使身体代谢能量的能力下降，更容易导致疾病。正如大卫·胡德在一次采访中敦促的那样，解药是"随着年龄的增长，尽可能多地保持肌肉群活跃，身体越健康，寿命就越长[171]"。

通过鼓励我们保持尽可能多的肌肉群活跃，胡德将我们引向深度健康状态。正如本章试图阐明的那样，深度正念健身需要兴奋剂；它由强度激活，在短暂的肌肉力竭中茁壮成长。2019 年发表的一项荟萃分析研究了高强度抗阻训练对老年人发病率的影响。该研究发现：运动强度与健康相关（如心血管健康）机制的改善最为相关。此外，最近的研究表明，虽然高强度间歇训练和抗阻训练改善了线粒体功能，但中等强度的稳态训练没有这种有利的效果[172]。

两个寿命调节器

我们有 3 种激活长寿的主要途径——去乙酰化酶，我们刚刚回顾过，还有两种途径我们没有介绍：哺乳动物雷帕霉素靶蛋白（mTOR）和 AMP（ATP 的水解产物腺苷—磷酸）活化蛋白激酶（AMPK）。所有这些都是由触发我们古老生存回路的各种形式的压力激活的。当我们的寿命调节器处于激活状态时，我们会变得更健康，更有抵抗力，在生物学上更年轻。下面简单介绍一下这两个寿命调节器。mTOR 是一种蛋白质复合物，可以促进细胞生长，直到触发生存回路。此时，mTOR 被抑制，这迫使细胞停止繁殖，并将其资源用于修复 DNA，减少炎症并修复受损和错误折叠的蛋白质。这些功能中的最后一项就是我们之前所说的非常重要的"清理 / 回收队"，技术上称为自噬。

与被生存回路抑制的 mTOR 不同，AMPK 是由生存回路激活的。AMPK 感知并响应身体的能量需求，尤其是在肌肉开始工作时。正如一份报告所指出的那样，"AMPK 以一种依赖于强度的方式被激活，因此当运动强度超过最大有氧强度的 60% 时，就很容易观察到它的激活[173]"。最大的 AMPK 激活发生在动力纤维中，因此，有理由认为，像动力纤维一样，AMPK 是"强度相关的"纤维。AMPK 有许多功能：刺激使能量可用的过程，例如向肌肉释放葡萄糖和燃烧脂肪；修复线粒体；还可以减少能量消耗的流程，例如脂质和蛋白质的合成，以及细胞的生长和增殖。

所有的寿命调节器（去乙酰化酶、mTOR 和 AMPK）都通过专注于改善我们生存机会的措施，在逆境中保护我们。正如大卫·辛克莱解释的那样，单靠限制性饮食不足以激活这种保护："让我们的身体陷入营养逆境不会最大限度地激发我们的长寿基因。我们还需要诱发一些身体上的逆境[174]。"他推荐了哪些形式的身体上的逆境呢？"根据定义，运动是对我们身体施加压力……寿命调节器 AMPK、mTOR 和去乙酰化酶都能通过运动将我们的身体向正确方向调节[175]。"简而言之，运动（剧烈运动）"开启了我们的基因，让我们在细胞水平上再次变得年轻[176]"。

2013 年，一篇题为"衰老的标志"的具有里程碑意义的论文确定了 9 个细胞衰老标志，并得到人们广泛认可。这项研究仍然是生物学领域最常被引用的论文之一。5 年后，出现了另一篇题为"衰老的标志：体育锻炼的益处"的论文。该论文分别研究了衰老的 9 个标志，以了解运动对每个标志的影响。这篇论文得出的结论是，运动"在减弱每个标志的衰老效应方面发挥着特殊的作用。我们应该将运动视为一种复方药，它可以改善与健康相关的生活质量和功能能力，同时减轻与衰老相关的生理变化和并存病[177]"。

你不需要去药店买复方药，不需要倾家荡产，也不需要每周花几小时的时间来对抗衰老。正如第 7 章将展示的那样，如果你愿意，你可以在自己的家里就获得所有好处，而且几乎不需要任何成本。

MSTF 和减肥

我们已经看到，这种强度（"达到力竭"的要求）会刺激身体进行广泛的积极适应。它还可以在减肥中发挥作用。超重的情形是复杂的。我们知道，多余的脂肪（尤其是内脏脂肪）会增加炎症和许多慢性疾病的风险。这也可能是自我判断的痛苦来源。即使有这些激励措施，我们还是一次又一次地看到减肥和保持减肥效果是多么困难。不是每个人都能成功减肥。随着时间的推移，身体脂肪增加的趋势似乎也悄然出现在我们身上。事实上，年龄越大，身体脂肪的百分比可能就越高。因此，让我们暂时将减肥问题放在一边，转而考虑一个更大的问题：你能做些什么来改善你的整体健康和活力。鉴于此，这里有一个简单的事实：每个人都可以变得更强壮。更中肯地讲，你也可以变得更强壮。如果你变得更强壮，就像这本书试图阐明的那样，你健康的各个方面都会受益。

此外，如果你决定变得更强壮，你就是在为自己设定一个完全真实的目标。全身心地投入这个目标中，哪怕一周进行 1 次或 2 次 30 分钟的运动，你的进步也将是可见的、可以衡量的。你会感受到每个月的不同。即使你的体重没有变化，这种差异也会改变你的身体组成：减少脂肪，增加肌肉。

为了帮助你将心态从"减肥"转变为"变得更强壮"，你需要认识到严格以减肥为目标可能对你的健康产生不利影响。我们真正想减少的并不是笼统的体重，而是特定类别的多余脂肪。在考虑到肌少症流行的情况时，这种区别就变得至关重要。如果你只是想减肥，那么你会认为每减掉一磅体重都是成功的，哪怕减掉的是一磅肌肉。肌肉可能会流失是一种非常真实的情况。一篇关于这个问题的叙述性综述报道称，"对于不包括抗阻训练的传统减肥方法，更多的体重损失可能是肌肉质量损失的结果[178]"。此外，评论包含了下述解释。

在减肥过程中，如果不进行高强度间歇训练或抗阻训练，在偶然的非运动活动中，静息代谢率和能量消耗都会下降。这些变化为体重以脂肪形式重新增加而不是增加肌肉质量创造了条件[179]。

最后一点很容易被忽视，其后果至少可以说是令人沮丧的，但是值得认真研究一下。如果你仅仅通过减掉多少体重来衡量你的成功，你可能会加速肌少症。你失去的肌肉并非无关紧要，因为肌肉是一种需要消耗能量的组织。正如道格·麦高夫和利特尔在《科学健身》中解释的那样，"肌肉是体内代谢成本最高的组织。你每天需要 50~100 千卡（1 千卡 ≈ 4.19 千焦，余同）的热量才能保持 1 磅的肌肉[180]"。如果你减掉 5 磅肌肉，你每天燃烧的热量最少会减少 250 千卡。这种热量的累积速度很快！每天 250 千卡未被燃烧的热量将以每两周增加一磅脂肪的形式储存起来。

另外，如果你变得越来越强壮，即使你的体重随着时间的推移变化不大，你也会减掉脂肪组织，并增加肌肉，这是肌肉质量增加带来的好处。然而，这种适应并不是凭空发生的。只有当你对身体的要求超出身体习惯承受的范围时，或者说当你冒险走出身体的舒适区时，身体才会变得更强壮。如果你能做到这一点（如果你能让肌肉继续抵抗阻力，直至达到短暂的力竭），你将获得一连串的积极影响，这会帮助你在不减掉肌肉的情况下减轻体重。发生这种情况的原因与你运动时消耗的热量没有太大关系。相反，MSTF 以 4 种方式改变身体，促进脂肪组织的减少。

首先，肌肉质量越大，静息代谢率就越高，每小时燃烧的热量就越多。研究表明，数周的抗阻训练可以将个人的静息代谢率提高约 7%[181]。

其次，当用一组练习让肌肉暂时力竭时，你就在肌肉内部造成了微创。肌肉收缩越剧烈，它在细胞水平上受到的损害就越大。然后，身体会重塑肌肉：不仅会修复肌肉，还会让它们比以前更强壮。在训练结束后长达 72 小时内，你的静息代谢率会增加 5%~9%，这样做只是为了重建组织[182]。

再次，当你的主要肌肉出现短暂力竭时，你正在耗尽你的动力纤维糖原——而这些纤维是用来储存大部分糖原的纤维。这意味着在体内循环的葡萄糖将被输送到这些肌肉中，以便再次补充糖原储备。如果没有可用的储存空间，多余的葡萄糖就会以脂肪的形式储存起来。

最后，当你在一组练习中达到接近力竭时，肾上腺素会被释放到体内。我们研究了肾上腺素刺激的一系列积极作用——其中之一是从我们的脂肪组织中释放脂肪酸，这使得脂肪酸的能量可以被身体利用，而不是储存起来。

然而，尽管运动有许多好处，但它无法弥补暴饮暴食或不明智的饮食习惯带来的危害。你只需稍微计算一下就会明白这一点。假设你有一些零食，你想拿一块松饼作为快餐。一块普通的松饼可能含有 400 千卡的热量。以每 15 分钟 1 英里的速度来计算，跑步者通常必须花费整整 1 小时慢跑 4 英里才能消耗掉一块松饼产生的热量。我们吃松饼时的随意与消耗掉它带来的热量所需的努力形成了鲜明对比。因此，如果你的目标是通过跑步等稳态运动来减掉多余的体重，那么这种计算可能对你非常不利。尽管你花费了很多的时间，但你在逆转肌少症方面做的事情却很少。

然而，剧烈运动对减脂的影响却大不相同。我们在第 2 章引用的两项研究中看到了这一点。一项是对老年妇女进行的为期 25 周的耐力训练；另一项是对患有 2 型糖尿病的老年男性进行的为期 16 周的渐进式力量训练。随着力量的增加，两个群组的人都失去了大量的内脏脂肪。另一项标题为"运动训练强度对腹部内脏脂肪和身体成分的影响"的研究表明，高强度有氧健身具有类似的效果。这项研究对 27 名患有代谢综合征的中年肥胖女性进行了研究，代谢综合征是一系列可能导致心脏病、糖尿病、脑卒中和其他健康挑战的疾病。在这项研究中，这些女性被分成 3 个群组：不做运动的对照群组；进行低强度有氧训练的群组；以及一个做高强度有氧训练的群组。运动干预持续了 16 周，并针对每个参与者调整了运动的持续时间，以便两个训练群组中的每个人每周燃烧相同数量的运动热量。

因为腹部内脏脂肪水平升高与心脏代谢风险增加有关，所以该研究的注意力集中在腹部脂肪上。在 16 周的训练期结束后，高强度参与者的腹部脂肪总量、腹部皮下脂肪和腹部内脏脂肪都有显著减少。在低强度群组中，没有观察到这些参数的任何显著变化——即使两个群组在锻炼时消耗了相同数量的热量[183]。

你完全有能力变得更强。如果你从现在就开始运动并坚持下去（每周运动一次或两次，每次半小时），你很快就会感受到运动给你的生活带来的变化。通过以正念方式锻炼肌肉，你将增强支撑你的新陈代谢健康的资源。这就是深度正念健身的意义所在。每次增加肌肉质量时，都会提高身体肌肉和脂肪的比例。从整体健康角度来看，拥有比推荐值稍高的体脂率但身体强健，比体重达到推荐标准但肌肉因肌少症而减少更健康。

饮食

如果不考虑饮食，你将无法有效解决减肥问题。你不能在采用不良饮食方式的情况下锻炼身体。有数百本书会告诉你如何节食减肥，其中有一些可靠的、基于证据的建议。重要的一步是找到一种适合你的饮食方式。一旦你了解了一些控制身体如何利用能量的简单原则，就更容易采用健康饮食方式进行减肥。

碳水化合物可以提供快速能量。无论这些碳水化合物来源是面包、面食、米饭、水果、豆类、糖、甜饮料还是淀粉类蔬菜，摄入的碳水化合物都会以糖的形式出现在血液中。过多的糖对血管来说是危险的，因此身体会释放胰岛素来快速储存多余的糖——要么作为肌肉或肝脏中的糖原（如果有足够的储存空间），要么作为体内的脂肪。

从身体的脂肪中获取能量比从糖原储备中获取能量更困难。首先，如果存在胰岛素，就不会从体内大量释放脂肪酸。只有当胰岛素水平下降时，脂肪酸才会进入血液并被输送到肝脏。在肝脏那里，它们被氧化并转化为酮：可以被身体用作能量的分子。生酮饮食通过限制碳水化合物来促进酮的生成，从而降低了体内的胰岛素水平。如果无法从碳水化合物中获得足够的能量，身体就会开始消耗其存储的脂肪。

持续摄入高碳水化合物的饮食会导致身体将未利用的糖储存为脂肪——但身体也会通过维持高水平的胰岛素来抑制储存脂肪的释放。与此同时，随着身体脂肪的积累，身体的代谢途径也会做出调整：将脂肪储存起来的代谢途径在表观遗传水平上得到加强，而将脂肪酸从身体中提取出来用作能量来源的代谢途径则在表观遗传水平上越来越弱。随着时间的推移，身体会忘记如何利用脂肪获取能量。

自然地，如果摄入高碳水化合物的饮食还包括暴饮暴食或食用缺乏真正营养的精制或加工食品，那么你的新陈代谢将会进一步失衡。《科学健身》一书中明确阐述了暴饮暴食给身体造成的热量负担。

研究表明，感觉不饿了和感觉饱了之间大约有 1000 千卡热量的差异。此外，感觉饱了和感觉很撑之间存在 2000~3000 千卡热量的差异。如果你出去吃自助餐时感觉很撑，你可能已经摄入多达 4000 千卡的不必要热量[184]。

还记得那个 400 千卡松饼的例子吗？你需要跑 40 英里才能燃烧掉你从这顿自助餐中摄入的 4000 千卡热量。力量训练（高强度的力量训练）不仅可以刺激身体释放脂肪酸，还可以向身体传达一个信息，即锻炼肌肉是重中之重，加强支持肌肉的骨骼和韧带以及激活肌肉的神经也很重要。当然，你不能凭空建造肌肉或神经——它们需要氨基酸形式的构建块。所以饮食对身体变得更强壮起着重要作用。尤其是在激烈的 MSTF 训练后的 24 小时内，为你的身体提供足够的优质蛋白质以促进重塑非常重要，也是你锻炼的重中之重。

MSTF 不仅可以增强你的肌肉，还可以增强身体健康的代谢途径。它有助于对抗我们的高碳水化合物饮食传达的信息——脂肪储存是一个优先事项。如果你选择有助于降低胰岛素的食物，并让你的主要肌肉群力竭，你的身体将学会"以产生最大瘦肉组织和最小身体脂肪储存的方式"分配营养 [185]。如果你偶尔增加一点禁食，可以为你的"生存回路"提供双重刺激（MSTF 加上禁食），这将对你的长寿基因创造一个非常有益的激活。

自行达到力竭

据我们所知，人类是唯一可以自行让自己的肌肉暂时力竭的物种。但也可以说，我们这些生活在后工业社会的人也是唯一需要这样做的物种。我们的环境受到如此精心控制，我们的需求如此容易满足，以致日复一日，我们的身体失去了维持健康所需的那种压力。

我们的生活方式也意味着我们缺乏"全力以赴"的实践。我们不习惯以达到力竭所激发的颤抖、充满生命力的强烈感觉。然而，MSTF 提供了一个安全且广阔的探索可能性，使人们能够获得这种新的体验。还有什么比这更令人兴奋的呢？这种可能性是许多人面临的个人困境的核心：我们害怕死亡，但我们似乎同样害怕自己的存在。

我们害怕死亡，但我们似乎同样害怕自己的存在。

鉴于此，将短暂的肌肉力竭理解为重生的过程或许是有用的。这就是我们体内正在发生的事情：我们正在创造一系列肌细胞因子来帮助更新整个身体的组织和器官；我们正在形成表观遗传学变化和长寿途径；我们正在形成新的毛细血管，并开始存储葡萄糖；我们正在增加我们的线粒体质量，并通过激活"回收 / 清理队"和"刽子手"功能来恢复细胞健康；我们正在释放储存的脂肪酸，并改善我们的心理健康；我们正在创造新的意识神经通路；我们正在增强肌肉的整体力量。MSTF 训练可以激发所有上述这些功能以及更多的强度和能量，这使得 MSTF 训练被定义为世界上诞生的一种让人更强大、更年轻、更充满活力的训练。

需要明确的是，这几乎是任何人都可以做到的事情。我们说"几乎"是因为，尽管 MSTF 降低了患痴呆和阿尔茨海默病的风险，但一旦这两种疾病发作，就无法再唤起达到力竭所必需的自愿的、全力以赴的能力。其他慢性疾病也是如此。达到力竭的能力是值得你珍惜和庆祝的——让自己敞开心扉去体验每组练习带给你的重生时刻。尽你所能地利用达到力竭的能力。

当然，有些人可能想知道达到力竭是不是必需的。问题的答案很简单：不是必需的。任何安全的运动都会对身体产生积极的影响。如果你喜欢的话，多做几组练习是非常不错的，虽然这些练习可能没有 MSTF 训练那么省时。正如我们一再确立的那样，当谈到锻炼可能带来的一些深刻变化时，主要问题在于锻炼的强度。当你全力以赴时，你在很短的时间内就会向身体发出信号，表明出现紧急情况需要它提供所有资源。每当出现这种紧急情况，你的身体达到力竭时，就表明环境强加给你的要求已经超出了你满足它们的能力。当你的需求最大时，身体可能会出现力竭——这会刺激身体去适应，这样下次你遇到这种"威胁生命"的情况时，身体会变得更强大。

无数的研究论文显示了剧烈运动和适度运动的好处，尤其是作为肌少症的对策时。还有至少一项研究表明，力竭并不是必需的[186]。当出现这种令人困惑的问题时，人们首先注意到的是量化"力竭"的困难。让某人做一组重复练习，直至他觉得自己已经达到力竭状态，可能比让一个人做渐进式抗阻训练，完成 3 组重复 12 次的练习的强度要低。不过，我们应该非常清楚一件事：在安德瑞辅导过的数千名客户中，那些真正达到力竭的人总是比那些没有达到力竭的人进步得更快。

当然，我们总是建议你在接受任何训练项目（包括 MSTF）之前咨询你的医生。但是，如果你担心自己年龄太大而无法进行高强度训练，那么你不妨从法国自行车运动员罗伯特·马尔尚（Robert Marchand）那里得到启发。2012 年，马尔尚创造了一项自行车骑行世界纪录：一小时骑行 24.25 千米。这一纪录的参赛者类别是 100 岁以上的自行车运动员，而他当时已经 101 岁了。他的纪录引起了运动科学教授韦罗妮克·比亚（Véronique Billat）的注意。正如健身作家格蕾琴·雷诺兹解释的那样，"传统观点认为，中年后很难显著提高有氧健身能力。但比亚博士发现，如果老年运动员进行高强度锻炼，他们可以提高最大摄氧量。然而，她从未在百岁老人身上测试过这种方法"[187]。

比亚找到马尔尚，表示愿意帮助他训练，马尔尚也表示愿意尝试一下。在为期两年的训练计划中，马尔尚以具有挑战性的训练强度进行了其中的 20% 的锻炼，他的最大摄氧量提高了 13%，蹬踏能力提高了近 40%。因此，在 103 岁时，他挑战并打破了自己的纪录——多骑了近 3 千米。两年后，他又创造了另一项针对 105 岁及更大年龄的老人的世界纪录。身体肌肉对压力做出积极反应的能力会持续一生。

本章介绍了为什么实现短暂的肌肉力竭是 MSTF 的重要组成部分。你可以将 MSTF 训练看作对抗安逸生活方式的解药，这种生活方式让你免于需要任何高强度的能量输出，却会让你患上肌少症；但这也是一种你向自己敞开心扉的方式。这是一个打破我们生活中的陈腐和常规所形成的枷锁的机会，在每次接近力竭时让身体达到一种清醒状态，这是一种全新的体验。

是的，MSTF 训练是一种剧烈运动；你接近肌肉力竭的短暂瞬间，带来的疼痛甚至可以说是剧烈的。但你遇到的最大痛苦可能是分裂的自我与自身交战的痛苦——你头脑中的一部分对着另一部分大喊大叫，让它继续前进。这就是为什么正念是 MSTF 体验中如此丰富且有益的一面。它提供了另一种前进方式，可以帮助你与身体的智慧进行协调，并达到受当下统一性（临在于当前世界，并活在该世界中）支持的力竭状态。这种正念是深度正念健身的重要组成部分。正念是下一章要讲述的内容。

第 6 章

具身正念 *

"**正**念"一词如今已广为人知，但在几十年前，人们肯定还不知道这个词。受东方文化的深刻影响，当代的正念练习可以帮助人们达到一种耐心、平静的非判断意识状态。

西方传授的正念理念往往强调的是一种在世界中存在的方式，即生活在我们的头脑中。老师常常鼓励学生"注意"呼吸，"注意"产生的想法，或者"注意"周围世界的细节。这种注意符合我们将头部指定为我们体验的重心的文化偏好——这种偏好与日本禅宗的实践大相径庭，例如，在日本禅宗的实践中，腹部被认为是我们体验的中心。

正念强调"倾听身体"。这实际上在暗示我们，我们与身体被一堵墙隔开，我们能做的最好的事情就是坐在一边的墙头上，"倾听"墙另一边的身体所发生的事情——就像你坐在车里听发动机的声音一样。

大脑智慧和身体智慧之间的这种划分是一个古老的创伤。我们对身体的坚定不移的、自上而下的控制至少可以追溯到公元前 350 年，当时柏拉图写下了他的对话录《蒂迈欧篇》（*Timaeus*）。在对话的过程中，克里蒂亚斯（Critias）邀请睿智的蒂迈欧描述众神是如何创造人类的，蒂迈欧向在场的人解释说，众神创造人是从创造头部开始的，"头部是我们最神圣的部分，控制着身体的其余所有部分"；然后众神为头部提供一个有四肢的身体来"充当一个方便的交通工具"。身体可以抓住东西并"带着我们最神圣的部分向四面八方移动[188]"。

> 大脑智慧和身体智慧之间的这种划分是一个古老的创伤。

这是一个充满幻想的故事——我们对此并不陌生，因为我们至今仍用这样的寓言来安慰自己。但这其实深深地伤害了我们，坦白说，这是不正确的。身体处理的信息比我们意识到的要多 10 亿倍以上 [189]。身体中没有一个细胞不参与思考。身体在感受这个世界，并以一种微妙的方式与世界相协调，这种微妙方式远远超出了我们能把握住的、有意识的推理所能达到的范围。如果脱离了对身体的敏感意识，我们就会将"头脑"和

＊注：本章内容涉及心理训练、正念练习内容，特别提醒读者进行批判性阅读，并在训练前咨询专业医生，以对有关内容进行分析、评估，判断这些训练方法对不同个体的有效性和适用性。

"大脑"混为一谈，认为大脑属于头部，因此假设我们的头脑也是如此。这个错误假设误导了我们对"正念"的理解，倾向于将正念与身体分离。但是"头脑"和"大脑"不是同义词：大脑是包裹在头盖骨里的器官；而头脑是一种充满你整个生命的智慧。当你感觉到自己身处这个世界上，身体力行，感知周围的一切时，你正在体验你头脑的敏感性。

你的思想状态最终决定了你在世界上的存在方式：你的思想要么会寻求一致性，要么会作为一个统一体发挥作用，与临在和谐相处；或者它可以分裂出一部分，任命某个部分作为其他部分的控制管理者。后一种策略建立了一种内在的自我冲突状态——这种状态是我们认为理所当然的正常存在方式。这种自我冲突并不是我们描述的身心之间的冲突，因为认为你可以将精神和身体分开的想法是愚蠢的。相反，我们习以为常的内心冲突被更准确地理解为我们自己分裂的思想之间的冲突。

在 MSTF 训练期间，我们自上而下监督的习惯遇到了困难。当你坐在一个安静的、阳光明媚的房间里的一个垫子上时，你开始在自己的头脑中闲逛，不带任何判断地注意与身体有关的事情。这样的体验是一种更成熟、更温和的分裂状态。当你做运动时，在你的脑海中，你的肌肉正在接近极限，感觉肌肉像是要被撕碎，在力竭的边缘摇摇欲坠，这时的体验完全是另一回事。在这一刻，你的分裂变成了痛苦的根源。你"至高而神圣"的部分（即《蒂迈欧篇》所说的头部）正在驱使它的仆人（你的身体）更努力、更好地工作，以实现它完美的意志。"这是为你好，"头部坚持说，同时对你身体的混乱充耳不闻。身体也在大喊："我无法再继续！太难了。我必须停下来！"双方都很痛苦，你分裂的两个部分正处于一场无法取胜的激烈冲突中。

2000 多年来，"分裂"定义了我们的生存方式。我们被教导要相信身心的分裂而不是完整性。难怪人们普遍认为高强度训练是一种痛苦经历。加里·班尼斯特（Gary Bannister）撰写的一本关于亚瑟·琼斯和 HIT 的书的标题道出了一切：如果你喜欢锻炼，你可能做错了。不过，这也带来了一个问题：如果你不喜欢锻炼，那么你最终很可能会停止锻炼。维持一生的健康需要不屈不挠的意志力。与其再次遭受痛苦，不如"只此一次"放过它，或者"今天不想承受痛苦——但或许明天可以"，这是人类的天性。这种方法可以很快实现大多数新年训练计划。然而，如果不经常处于超负荷状态下，随着时间的推移，你的肌肉（尤其是至关重要的动力纤维）会变得越来越弱；然后你会不可避免地患上肌少症。

要改变这种状况，首先需要认识到，我们在锻炼中遭受痛苦的真正根源——通常也是我们在生活中遭受痛苦的真正根源——是我们在自己分裂的各个部分和维持这种分裂所需的内心紧张之间产生的冲突。平心而论，生活在头脑中有一部分让我们感觉很好。它有助于我们感受到一切都在我们的控制中：我们可以客观地评估我们的环境，分析和反思它们，确定最合理的决策，并制定实施策略。

但生活在头脑中的另一面真的给人非常不好的感觉。当我们生活在自己的头脑中时，我们觉得我们必须控制自己。因此，我们在无休止的循环中评估我们的情况，分析和重新讨论，权衡利弊，以确定最明智的决策，使我们能够着眼于这些决策并推进我们的议程。与此同时，焦虑像暗流一样在我们的生活中流淌，我们把身体当作事后的补救措施——仅将身体视为我们用来完成事情的物质手段。我们坐在自己的头脑中，就像一个人坐在一头驴身上一样，然后对带着我们到处跑的身体提出各种要求。我们将身体视为我们"拥有"的东西，而不是我们最深奥的智慧领域。我们会说"我们拥有一个身体"，就像你说"我有一条狗"或"我有一把伞"一样。我们不会说"我即是我的身体"。我们不会以那种方式认同身体，也不会以那种方式体验身体。相反，身体是我们注意到的一个事物，尤其是当我们停下来"倾听身体"的时候。

如果我们要把自己从我们与身体的疏离所产生的纠结焦虑中解放出来（这种疏离只能被理解为与自己和世界的疏离），那么我们需要学会破开大脑的堡垒，邀请大脑智慧加入我们其余部分的更微妙、更敏锐的智慧中。一旦我们做到这样，我们就可以摆脱"倾听身体"式的分裂，学会通过身体来倾听世界。当我们把力量训练称为"正念"训练时，我们所说的"正念"是一种无缝体现的品质，"正念"是贯穿你整个生命的智慧。这是一种深化为和谐而不是收缩为意志的智慧，它通过在临在状态下休息而达到一致。

这些区别指出了头脑中忙碌、警惕、谋划、孤立的智慧与贯穿你的生命的平静、敏感、协调、建立关系的智慧之间的关键区别。我们的大脑智慧绝对能够理解一切，只有一个例外：生命。它只能通过描绘身体的力学功能来理解生命。令人欣慰的是，力学没有什么神秘之处；虽然力学中也没有生命。

具身正念从根本上讲就是：临在当下。这与"注意到"临在是一种截然不同的体验。"注意到"临在背后的假设是，你的思想在你的头脑中，而临在位于头脑之外，你的任务是在它们之间建立一座意识的桥梁。但是临在并不是"在那里"——它无缝地生活在你的存在中，激活你身体的每一个细胞。你和临在之间没有分隔；只有你的习惯会让你变得迟钝。许多令人迟钝的习惯可以追溯到这样一种信念，即头脑应该对迟钝负责，它的脱离身体的理性（disembodied reason）是人类的最高能力。

毫无疑问，理性是美好的——但它无法传递生活中最重要的东西。你无法通过推理获得活力或内心的平静。你无法通过推理进入临在的广阔空间，或与另一个人、动物、树木或湖泊建立生动的情感联系。你无法通过推理让自己临在当下。当我们让无实体的智慧掌控我们的生活时，我们也将其限制在了我们的生活中。

身体的智慧是不同的。身体最深刻理解的是，它属于这个世界。站在一棵树前，亲身感受它的存在，就是感受到它的生命和你的生命在这一刻属于彼此。当你全神贯注地观察一只停在草叶上的蜻蜓、一颗搁在手掌上的鹅卵石或者一座远处的山峰时，情况也是如此。此外，身体最深切感受到的是临在状态。身体的每一个细胞都在为交流、当下、永不重复的独特时刻而忙碌。

正念训练的益处

正念训练并不意味着关闭大脑；正念会让你的意识思维与身体智慧相融合。当和谐相处时，它们就会成为合作伙伴，共同服务于尽可能充分地感知世界。这就是具身化的含义：你的全部智慧与临在保持一致。当没有内在分裂时，就不会有内在冲突：没有内在强迫，就没有内在的收缩，也没有内在的冲突。这并不意味着具身训练是没有痛苦的。但痛苦并不会让我们陷入内心的焦虑，在这种焦虑中，我们会压制自己的某些部分，并斥责其他部分。

一旦我们学会了如何向身体智慧敞开心扉，我们就开始发现它对充满感觉的热爱。正是这种热爱，让年幼的孩子们如此自由地融入世界，奔跑、跳跃、蹦蹦跳跳。身体有一种自然的渴望，渴望你能感受到它的能量被释放出来，在四肢中流动，激活一种全然的感觉上的清醒，感知当下。身体因被召唤到一种具有最大潜力的体验中而感到兴奋——因为在这种强化的体验中，它会重新发现自己。虽然疼痛肯定是达到力竭过程中的一部分，但你也可以将其视为你可以感受到的生命能量，有时还可以将其视为一种快乐——因为身体并没有将疼痛理解为失败的能量；而是将其理解为重生的能量。

基于所有这些原因，MSTF 训练并非一个令人恐惧或抗拒的场景，而是一件你可以热切期待的事情。MSTF 训练是快乐的源泉，是一种自由的体验——可以突破你日常生活的表象，让你进入一种无拘无束、不受监督、完全投入、时刻保持清醒的生活体验。这一体验可以用菲利普早期访问 NET 时对安德瑞所说的一句话来概括。刚完成一个腿部推举至力竭动作的菲利普静静地坐着，沉浸在临在状态所赋予的幸福感中，并让那种感觉席卷他。菲利普说："我不知道天堂给人的感觉是什么样的，对我而言它是现在这样。"

这揭示了一种锻炼和另一种锻炼之间最根本的区别，一种锻炼是从头部推动和监督身体，后一种锻炼允许将身体的智慧连贯起来，体验身体的真实和活力，同时释放身体，走向能力的外部极限。当锻炼从头部开始时，大脑会让你更深入地"完成动作"，所有的压力和收缩都集中在结果上。当进行具身训练时，它会带你更深入地进入"当下"的广阔领域。

因此，具身正念将锻炼从"为了自己的利益"而遭受痛苦转变为一种让你接触生活并持续一生的实践。但 MSTF 的优势远不止于此。对于初学者，它会让你在一次训练中达到真正的力竭。当头部掌控锻炼时，它的喋喋不休也开始上线。它的声音可能是鼓舞的（"你能行！"）或咄咄逼人的（"再用力！忍住！继续前进！"）。然而，无论以何种方式出现，它都会保持极端的反复无常，并以讲故事的方式来主导你的临在体验。

随着一组重复练习的继续，随着练习变得越来越难以完成，大脑中的声音可能将这种经历汇总成一个故事："我受够了，无法再多做一个练习。我已经力竭，我必须停下来！"正如我们已经注意到的，到达力竭的故事可能预先阻止你真正到达力竭的体验，从而导致一组练习过早地结束。

如果发生这种情况，由于过于依赖头脑中的想法，你可能甚至没有意识到你其实并没有力竭。它将你的注意力从临在状态转移到实现某个目标的任务上——在这种情况下，你会达到力竭。当你专注于"到达那里"而不是"在这里"时，你就会沉迷于"临在"当下体验中固有的感觉和发现。当你对身体的感觉感到迟钝时，你也对其更深层的资源感到迟钝——你可能永远无法像在生死关头时那样本能地利用它们。你甚至没有意识到这一点，你满足于力竭的故事，而不是力竭的体验。

MSTF 训练在一定程度上是为了刺激肌肉的适应性，帮助它们变得更强壮；但是增强肌肉力量还有另一个重要因素，那就是激活肌肉的神经冲动。神经通路不仅仅是硬连接的，它们像肌肉一样，也会不断适应。事实证明，在进行一组练习时，你越用心地感觉正在工作的肌肉，就越能有效地刺激神经适应，从而支持肌肉的力量和可用性。如果正念可以理解为全神贯注地感受存在，那么也可以将它理解为一种注意力方面的品质。集中注意力会影响神经系统，激活其适应能力。这就是为什么敦促脑卒中患者在努力恢复丧失的功能时保持注意力集中的原因。

布赖恩·克拉克（Brian Clark）和其他人在 2014 年进行的一项研究强调了注意力对神经系统的影响，该研究的标题为"大脑的力量：大脑皮层是肌肉力量 / 虚弱的关键决定因素"[190]。这项研究考虑了两个众所周知的现象。首先，当肌肉因被固定不动而变弱时（例如一只手臂打了数周石膏时），皮层内抑制作用就会相应增加。这仅仅意味着大脑中负责肌肉运动的神经连接受到阻碍，因此需要更大的刺激才能产生相同的力量。另一方面，当肌肉力量随着抗阻运动的增加而增加时，皮质内抑制作用也相应地减少——因此，移动给定重量需要的神经刺激较少。

这项研究考虑的第二个现象是，无论你实际上是在使用和移动肌肉，还是只是想象你正在移动它，在很大程度上，大脑的相同部分——相同的皮质基质或脑图——都会被激活。神经影像学研究已证实了这种皮层活动。

克拉克和他的同事假设，大脑，或者他们所说的"神经系统，尤其是皮层"，是决定肌肉能够产生多少能量的关键因素——与肌肉纤维本身的强度无关。为了测试这个想法，他们招募了一组 29 名志愿者，这些志愿者愿意将他们非优势手臂的手和手腕固定在外科石膏中 4 周的时间。一半的人接受了心理成像训练。另一半没有接受该训练。

集中注意力会影响神经系统，激活其适应能力。

心理成像群组的参与者每周 5 天来到研究实验室的一个安

静房间，停留约半小时。他们被要求想象自己正在弯曲手腕，尽可能用力地推手柄——所有这一切都没有真正动用肌肉。通过肌电图监测手腕肌肉，以确保在进行心理成像时它们不会被激活。指令的措辞被精心设计，以确保他们通过想象的方式在感觉上体验到运动，而不仅仅是在思维层面上构建一个图像。参与者交替进行在 5 秒的想象推动和 5 秒的休息，并在每次训练中总共重复进行了 52 次假想的"最大收缩"。

在 4 周结束时，在移除石膏后，两组人的手腕都失去了力量，但想象移动手腕的心理成像群组的人比对照群组的人少失去 50% 的力量。尽管在训练过程中手腕肌肉没有参与运动，但产生的力量远远大于对照组。这表明两个群组之间的力量差异仅仅是通向肌肉的神经通路带来的差异：想象的运动使神经通路变得更活跃，更少受到抑制。相比之下，对照组的神经通路被废弃不用，变得更受抑制。因此，肌肉能够发挥的力量不仅仅取决于肌肉纤维的质量，还在很大程度上受到大脑激活肌肉的神经信号质量的影响。

这种现象凸显了人体神经系统的适应性有多强。人体神经系统不断地响应对它提出的要求——或者同样重要的是，响应没有向它提出的要求。这种神经适应性被称为大脑可塑性，这与我们在第 4 章中描述的猴子身上看到的能力相同，猴子的手指被绑在一起，失去了独立移动手指的能力。

克拉克等人对手腕力量的研究清楚地证明了神经信号对肌肉力量的影响；对猴子的研究表明，大脑识别肌肉的能力会因缺乏使用而受损。总而言之，这些研究指出了力量训练面临的一个特殊挑战：如果在训练时，你只专注于成功移动重物的力学动作，那么你变得更强壮的能力可能会受到影响。你的神经学方面的能力也需要训练。

这就是为什么 MSTF 提倡"肌肉第一，动作第二"的原则。正如我们提到的，安德瑞注意到，他在 NET 训练过的初学者客户，尤其是年龄较大的客户，即使定期训练数月，但仍然难以调动身体某些部位的肌肉，例如，中背部的背阔肌或上背部的菱形肌。一位刚开始接触 NET 的 70 岁客户一开始可能无法后缩肩膀；人们通常会认为，这只是因为肌肉力量不足，但安德瑞已经意识到，一个很大的原因是负责这些肌肉的脑图的削弱。20 多岁的客户很少遇到这样的问题。

正如猴子失去了区分两个手指和独立移动它们的能力一样，我们的脑图可以使肌肉"去分化"，尤其是随着年龄的增长。我们生活中的某些身体习惯可能会引发去分化：我们以某种方式走路，以某种方式坐在椅子上，以某种方式支撑自己。起初，这样的身体习惯会创造一些脑图；而脑图会固化这些习惯。随着运动变得自动化，一些肌肉可能会长期不被使用，而邻近的肌肉可能因长期过度使用而需要得到补偿。这些不平衡可能会导致肌肉骨骼问题，而我们甚至没有意识到这些不平衡，因为它们对我们来说是"正常的"，因此我们已经完全习惯了它们。诺曼·多伊奇（Norman Doidge）在他关于神经可塑性的开创性著作《重塑大脑，重塑人生》（*The Brain That Changes Itself*）中指出了这个问题。

所有人一开始都具有可塑性潜力。

我们中的一些人成长为越来越灵活的孩子，并在成年后继续保持这种状态。对于我们中的其他人来说，童年的自发性、创造性和不可预测性让位于一种重复相同行为的常规化存在，并让我们变得非常刻板[191]。

因此，正念力量训练方法不仅可以加强一些肌肉群——还可以恢复年轻时对整个身体的神经意识，尤其是我们对背部肌肉组织的意识，这是我们常忽视的部分。你可以从人们随着年龄增长而弯腰驼背的方式中看到这种忽视：当我们失去活动背部肌肉的能力时，这些肌肉也就失去了支撑躯干的能力。我们对背影的忽视并不是什么新鲜事。蒂迈欧在公元前 350 年左右宣布"众神认为正面比背面更尊贵、更威严"[192]。

从整体上恢复身体更有活力的感觉取决于刺激大脑的神经通路来获得适应。而比起其他任何事情，最能帮助实现这一点的是集中注意力（专注）的正念品质。迈克尔·默策尼希是世界领先的大脑可塑性研究人员之一[193]，他通过一些开创性的研究确立了集中注意力的重要性。一切正如诺尔曼·多伊奇解释的那样。

默策尼希发现，集中注意力对长期的可塑性变化至关重要。在许多实验中，他发现只有当实验所用的猴子保持注意力集中时，才会发生持久的变化。当动物在不注意的情况下自动执行任务时，它们的脑图也会发生变化，但这种变化并没有持续多久。我们经常称赞"一心多用的能力"。虽然你可以在分散注意力时学习，但分散注意力不会导致你的脑图发生持久变化[194]。

诺曼·多伊奇的观察让我想起了一个关于墨西哥塔拉胡马拉部落的一群跑步者的故事，这个部落以其长跑文化而闻名。正如克里斯托弗·麦克杜格尔（Christopher McDougall）在他的《天生就会跑》（*Born to Run*）一书中描述的那样，他们被带到科罗拉多州参加残酷的 100 英里莱德维尔超级马拉松比赛。经过 17 小时不停地在山路上跑上跑下，在离终点线不到 1 小时的时候，安·特拉森（Ann Trason）领先了，"为了保持领先，她拼了命"，这时一名塔拉胡马拉部落的跑步者"迅速超过了安，消失在了小路上。那名跑步者看起来一点也不累！好像他只是……玩得很开心！安深受打击，决定退出比赛[195]"。那名跑步者的快乐让她非常沮丧。毫无疑问，塔拉胡马拉人成为世界上最优秀的赛跑运动员的原因之一正是这种快乐。

回归身体

谈论具身是一回事，实际体验具身是另一回事。我们都被一种文化训练成活在我们的头脑中，这种文化倾向于将身体视为一种工具、一种负担，或者可能是羞耻或虚荣的来源。与此同时，头部被誉为自我的全能统治者。这就是为什么我们会很自然地将组织的每位领导者称为"头"的原因，或者鼓励某人"用你的头脑"来解决问题，或者在压力增加时提醒某人"保持头脑"；或者称赞某人有一个"好头脑"，或者侮辱别人，称他们"没头脑"。当我们进行人数统计时，通常是在清点活着的人；"尸体计数"指统计死亡人数。"两人头脑胜过一个"这句话对我们来说似乎同样正确。我们可能会欣赏"两颗心脏胜过一个"的说法，但这种说法违反了我们坚持的原则，即当我们真正需要完成某件事时，应该由大脑负责。

我们还应该注意到，我们的受训方式很微妙，但又不是特别微妙，以至于当我们处于压力之下时，我们最有效的策略是试图超越我们的环境。因此，我们退回到大脑孤立计算状态，让我们的大脑不停地运转，试图解决我们面临的问题。由于我们倾向于过有压力的生活，这种过度活跃的思维最终会成为一种难以摆脱的习惯。

因此，实现具身的挑战是改变一种既在文化上得到强化又在个人层面上根深蒂固的模式。这是针对神经可塑性的一项挑战。

请记住，身体思维处理的信息比我们意识到的要多 10 亿倍。我们不能活在大脑中，将身体智慧的浩瀚海洋束之高阁。为了深入了解具身，你需要放弃对计算、监控、倾听或注意身体的习得性依赖，转而通过身体感受临在状态——因为只有这样才能将你与身体智慧的力量相结合。在这种身心统一中，你的生命才会茁壮成长。最终，正是身心统一，让你可以在一组练习中到达真正的力竭。

完全具身、不可分割的临在体验是你出生时的人类整体性体验。

当我们谈到具身正念时，我们指的是一种完整性体验，这种体验不再支持头脑和身体之间或思维和感觉之间的任何割裂。在这个体验中，你整个存在的能量都是受到欢迎的，你会感觉到，它的智慧来自你周围的世界并与该世界融合。摆脱了头脑孤立的、分割的警觉性后，你的思维会扩展为身体对当下感觉的意识。当想法出现时，它们不会无休止地在头盖骨的桎梏中流淌——它们会渗入身体，在那里被感觉和澄清。当感觉或意识出现时，它们不会被头脑中的管理者判断或征用——它们会提醒我们注意正在展开的当下，并从中找到指引。完全具身、不可分割的临在体验是你出生时的人类整体性体验。具身正念既不是更多也不是更少，而是回归到维系我们所有人的感觉统一。它以所有可能的方式让你回归自己的身体：在这一刻你会生活得生动真实。

在这方面，没有比让你恢复具身更重要的旅程了——消除内心的冲突，在这场冲突中，你的思维试图掌控你的感觉，而你的想法试图取代你的敏感性。为了给这场消耗战的双方带来和平，并将对冲突的习惯转化为开放式的和谐体验，你必要直接面对分裂：正如关于神经可塑性的建议所说的那样，"专注"分裂。当然，在激活分裂之前，你感觉不到这种分裂——没有什么比压力更能迅速激活这种分裂。压力放大了我们内心的冲突，并促使我们直接进入大脑中来控制一切。

MSTF 训练为这种压力提供了一种奇妙形式：强烈、安全、有益。在训练期间，大脑中的喋喋不休、不断出现的故事、任性的驱动——所有这些都放大了你坐在远离身体的地方，告诉它该做什么的习惯。因此，MSTF 训练是一个难得的机会，可以让你更真实地面对你正在经历的事情——消除自我与自我之间的痛苦，并找到你此刻存在的完整性。这样，每次训练的缓慢动作实际上提供了两种形式的训练。当然，你正在训练身体变得更强壮；但是该训练也是一个难得的游乐场，你可以在其中训练自己变得更专注、更注重当下、更加具体化、更能接受自己的完整性。MSTF 训练是一个永远不会失去其相关性、价值或发现机会的游乐场。

每个人与身体智慧的重聚是一个独特的、完全个人化的旅程，有许多方法可以促进它。MSTF 不可避免的物理特性使其成为一种特别有效的催化剂。因为身体的感觉在你的意识中处于前沿和中心，而且动作非常缓慢，这种体验将足够丰富，以奖励你带给身体的任何意识。当你的肌肉在一场比赛中开始疲劳时，任何脱离现实的，基于头部的评论都会大声而清晰地揭示头部为保持控制而进行的斗争。这种分裂表现得越生动，你就能越直接地解决它，一点一点地发现如何将你的忠诚从那种微弱的、坚持不懈的声音转变为巨大的、充满智慧的声音。这是一个非常有益的转变。

完全临在（fully present）是一个重大挑战。当你的肌肉力竭时，管理肌肉非常困难。但 MSTF 提供的特定领域也是一个支持动态学习曲线的领域。通常，该学习曲线会经历 3 个可识别的阶段。

第一阶段：临在

正如我们所指出的，身体感受最深的是临在。以下是 3 个阶段中的第一个阶段的内容：以锻炼为契机，探索你如何深入参与身体的"此时此地"体验中。

在力量训练课上，人们通常采用的态度是："好吧，我要去完成我的目标重复次数了。"而在 MSTF 训练时，训练者具有不同的意图："我要全神贯注于我的身体正在经历的一切。"在被激活的肌肉中发生的事情比你有意识追踪到的要多得多。所以重点不是监督感觉、评论或评判它们。相反，你应该将自己的注意力集中在你的身体、你的体验中，全神贯注于所有正在发生的事情。通过有意识地感觉这些肌肉，你正在强化与它们相关的脑图。

当然，说"只关注正在发生的一切"很容易，但清楚地知道这句话意味着什么完全是另一回事。我们如此执着于错综复杂的任性行为，将其作为实现我们任何目标的唯一手段，以至于当谈到"临在"时，我们就像被自己的网缠住的蜘蛛：全神贯注于如何"做好"当下，使得我们自己无法体验临在状态。我们典型的策略是把自己组织成我们想象中的临在状态；但是我们越努力地组织自己，就越是不受临在的影响。"临在"是一种状态，在这种状态中，你感觉自己被临在组织起来：被它告知、被它感动、被它充满——被一个无缝整体的感知所引导，这个整体每时每刻都将你拥抱在它的怀中。如果你是组织者，你就不会有这种体验。

如果正念是临在的特质，那么我们如何理解临在是 MSTF 的一个重要组成部分？首先，不能将临在理解为一种成就；它是一种屈从，一种调和。这不是在你和临在之间建立一座意识的桥梁。不存在两个独立的实体：临在"在外面"，我"在里面"。你的任何一部分都不会与当下的潮流脱离，无论你如何使自己对它们麻木。用最简单的术语来说，存在于"事物本来的样子"的问题归结为接受的品质。在你能够接受"事物本来的样子"之前——不需要去组织它、为它命名、确定它、使它客观化或掌握它——你将用临在的概念代替临在当下的体验。

用最简单的术语来说，存在于"事物本来的样子"的问题归结为接受的品质。

真正的临在是一种明确的接受能力。这里有一个等价交换：完全接受某物就是完全临在于它；完全临在于某物就是完全接受它。体验你在世界上的临在就是体验世界在你身上的临在。以这种方式体现临在，就是从自我的消耗性关注中解脱出来；临在以尽可能温和的方式向你敞开当下的广阔空间，而当下也以尽可能温和的方式向你敞开临在的广阔空间。

臣服于当下的广阔空间的最直接的方式之一是臣服于你的呼吸流动。当你将你的意识带到呼吸中时，你可能会发现一些小习惯会对呼吸产生干扰——控制或抑制的模式会在你甚至没有意识到它们的情况下接管呼吸。这种干涉属于一组价值观，这些价值观认为真正重要的是把事情做好，而不是临在当下。大脑清楚地知道需要做什么和如何做；因此，身体智慧被认为是多余的，而呼吸是我们与身体智慧保持联系的主要手段，它会分散我们的注意力。该问题的解决方法是屏蔽干扰。我们通过无意识地屏住或抑制呼吸，在空间体验中实现收缩，这将我们锚定在"动作"模式中。当我们从椅子上站起来，或推开一扇沉重的门，或专注于一项精细动作任务，或停下来思考时，我们可能会瞬间屈从于我们的动作习惯。这是一个根深蒂固的习惯，从小和我们一起长大的人不知不觉就养成了这种习惯。

这种文化习惯具有讽刺意味。为了更好地专注于我们正在做的事情，我们隐藏了我们的存在感；但这种收缩的影响几乎不可避免地削弱了我们的行为。如果你正在做的事情基于你当下的空间整体性，并得到它的滋养，那么你的每一个动作、每一个决定都将受到它微妙协调的智慧的影响，并得到它所根植的生命力的支持。如果你将你的意识从你身体的协调中抽离出来，并将它集中在大脑中，你不仅会远离当下的指导和力量，还会让自己强行分裂，并让自己因自我冲突的低效率而疲惫不堪。

如果正念锻炼是你让自己处于完全临在状态下的一种锻炼，那么它也是一个身体完全可以呼吸的锻炼。如果你的身体没有完全释放到你的呼吸中，那么你就并未处于完全临在状态。此外，在一组练习的推进阶段，屏住呼吸会给你的内脏器官带来压力——

有时甚至是极端压力。因此，即使是短暂的屏住呼吸的习惯，也会在 3 个方面产生反作用：它会让你脱离临在状态，让你更容易受伤，并在训练过程中削弱你。这就是为什么网球运动员和武术运动员会在最用力的时候大声喊叫——呼气可以为动作提供力量。

幸运的是，MSTF 训练的性质提供了一个绝佳的机会，可以让你注意到任何屏住呼吸的倾向，并开始形成不同的神经通路。训练强度会自然地激活与完成某事相关的旧习惯。MSTF 训练的缓慢速度使你能够真正感受呼吸，从而可以集中注意力于它对身体的激活。你会发现，即使在你的力量接近极限时，你的身体也能保持对呼吸的开放，而不需要刹车。通过将你的意识带到每一次呼吸中引发所有身体感觉，你会变得越来越容易接受当下的能量。当出现这种情况时，当下的能量会达到一种统一性和连贯性，即使在暂时的肌肉力竭时，你也能处于完全临在状态。

另一个会在锻炼过程中减少你的临在感的习惯是保持面部紧张。人类天生就非常关注面部。即使是新生儿，也会被面部表情所吸引。面部表情是我们与外界互动时给他人传递信息的一种方式，反映了我们自己的感受和心理状态，尤其是在非常用力的时候——例如，在高强度的锻炼中。我们用面部来讲述或强化故事，例如"这真的很难""我会成功的"或"再来一次"。

面部故事不仅解释了身体的体验，还超越并替代了身体体验。这意味着你的面部可以表达一种状态，而你当下可能处于另一种状态。菲利普最喜欢的一张海报捕捉到了这种情况。这张海报的特写是一个微笑、天真无邪的年轻女孩，标题是"我的脸因为假装喜欢你而疼痛"。这张海报强调了一个很常见的分离现象，当我们与他人互动时——面孔接管了叙述功能。因此，你可能会遇到朋友，在你有机会真正感受到他们的存在并真诚回应之前，你已经对着他们微笑了。当面部表情快于你的反应时，它就像一个引导者或监督者一样影响着这些反应。

正如我们先前指出的，当下的任何分裂都可能导致你陷入自我冲突，尤其是在思维主导一切的情况下。因此，可以将 MSTF 训练看作是一个理想的乐园，在这里，你能够触发并感受到任何此类倾向，并开始逐渐减轻这类倾向。MSTF 训练是一项巨大的财富。当你完成一组练习的一半时，努力逐渐变得更加困难，逐渐地，你会注意到你的面部出现讲述故事的倾向（编者注：指面部开始展示出一种带有故事性的表情或动作，它们能够反映出一些情感或心理状况，而这可能会影响锻炼）。此外，你可能会觉察到你的嘴唇或嘴巴有一种开始吹气的倾向，这可能替代了腹部深处对呼吸的支持。然后，你应该放松面部肌肉，让面部摆脱叙述的趋势，重新回到身体的当下体验中。最终，你甚至可能感觉到你的面部已经失去了任何"在当下"的感觉（你的身份）；它不再是独立于你此刻生活的现实。你可能会有一种体验，你的面部已经如同一片可能会依赖于河流中的水流的叶子一样，依赖于你此刻生活。当这种情况发生时，任何通过你当前经历的事物也都会通过你的面部表达出来；没有任何冲动能够动摇面部因来自当下的完整性而展现的状态。这正是我们从婴儿身上所领悟到的事实——作为反映当前完美状态的完美镜子，面部的轻松、惊奇和变化都极具吸引力。

第二阶段：身体的流动体验

一旦你将面部从其叙述状态中解脱出来，并且可以完全接受呼吸的流动，而不是从嘴里吹气，你可能就有"做动作"的冲动，这种冲动来自身体智慧，而不是来自大脑的精心安排。随着你越来越多地将每次锻炼视为一次发现之旅，你在这方面的进步将会得到极大的帮助。你不知道训练中会发生什么——每个动作都会带来新的感觉——但是你可以将这种体验当作一个唤醒你最深处存在的机会，并知道身体的资源会被召唤出来。因此，你可能会从轻松的、温和的、一无所知的未来旅程开始，而不是坚定地要"到达某个地方"。

当你越来越有能力让自己被整个身体而不是你的头脑所引导，你的呼吸体验就会发生改变。当身体完全可以呼吸时，每次呼吸都会引发一个全身都参与的波动。使呼吸波成为可能的是身体的基本流动性。我们倾向于强化身体，并将其视为一个或多或少坚固的"事物"，但我们忘记了人体实际上 65% 是水。你的体内有一个液体交换的海洋，这些液体交换使得生命成为可能。当我们强化或巩固我们对身体的体验时，就会损害这些赋予我们生命的液体交换。

也许重新激活身体本质上的流体性质的体验的最直接、最有效的方法，就是将你的注意力带到呼吸上，开始感受呼吸通过身体引发的波动。不过，你应该意识到，如果你倾向于从胸部上方开始呼吸，你感受呼吸波动的能力将会受到损害——这是我们文化中根深蒂固的习惯。一篇名为"呼吸模式障碍和功能性运动"的论文报告了某些呼吸模式对身体机能的影响，并指出上胸呼吸对我们的身体机能特别有害。正如作者所解释的那样："异常呼吸（称为胸腔呼吸）涉及从上胸部呼吸，表现为更大的上胸腔运动，并支配下胸腔和腹部运动"。该研究发现，胸部呼吸的有害影响包括肌肉骨骼疼痛、运动控制缺陷和对与呼吸有关的化学反应、生理过程的急性影响[196]。

当上胸部掌管呼吸时，实际上是大脑在掌控呼吸，强化与意志和孤立自我相关的熟悉模式。事实上，我们的任性冲动通常会聚集于胸部——推动、坚持和驱动的冲动。当胸部，更具体地说是胸骨，激发了吸气的冲动时，呼吸就变成了我们控制欲望的表达方式，这会让我们陷入分裂。当然，我们常被鼓励控制自我："自我控制"是许多自我提升课程中的标语。但它对自由的诱人承诺让我们忽略了自我控制的黑暗面：如果你已经掌控自我，你事实上已经将它变成了你顺从的奴隶，而你现在陷入了分裂状态。自我控制与自由是相对立的。

从胸骨驱动呼吸不仅破坏了我们的整体感，还会激发战斗或逃跑的反应。胸部呼吸会促进焦虑、紧张和不踏实感。因此，胸部呼吸会让我们完全脱离真正的力量。如果你将手放在胸骨上，并从那里快速呼吸五六次，你就可以感受到这一点。注意胸部呼吸给你的感觉，然后思考这样一个事实，即我们被鼓励用胸部去呼吸。这就是我们周围的呼吸模式。如果我们在锻炼过程中采用这样呼吸方式，我们会放大和加速我们对力竭的感知——因此不太可能真正达到力竭。

我们的呼吸习惯是由我们的环境自然形成的。我们拥有这样一种自上而下的文化，以至于我们践踏了人体与生俱来的呼吸知识，将呼吸变成了自上而下的操作。大脑不仅会调节我们的呼吸，还会巧妙地干扰它——当我们决定"深呼吸"时，大脑知道该如何做并接管呼吸操作，将呼吸指令自上而下推入身体。这种形式的"深呼吸"是通过不自然的肌肉努力实现的，当肌肉疲劳时，我们的呼吸也会变浅。但是婴儿不是这样呼吸的。婴儿在呼吸时会释放整个身体，没有局限或干扰。

要体验那种在吸气时身体放松和释放的感觉，首先要简单地感受盆底，盆底往往被我们的身体所忽视。你可以将骨盆想象成一个大气球，当吸气进入身体时，气球会膨胀，当吸气释放时，气球会收缩，这会对你了解盆底有所帮助。当你开始感受气球打开的运动时，你会感觉到下腹、臀部和骶骨都做出了反应——在吸气时非常轻轻地打开，在呼气时又回到原位。你还可以开始感觉到盆底的反应，在吸气时轻轻下降，在呼气时放松。你越能充分意识到盆底随着呼吸而运动的微妙感觉，你就越能成功地打造新的神经通路来支持这种意识。

> 我们有时过于强调由上而下的管理，这会使我们忽视身体天生就知道如何呼吸。

下一步是轻轻地将你的呼气尽可能推到最远，直到身体里没有气息可以推动——然后不要主动或故意地吸气，而是释放所有帮助挤出呼吸的肌肉。在释放这些肌肉时，呼吸会相应地冲进身体——不是因为你像我们在"深呼吸"时所教导的那样积极地使用肌肉，而是因为你正在释放它们。事实上，你正在将整个身体释放到呼吸中。

一旦你对自己的感觉有了清晰的认识，就可以开始尝试第三步：再次尽可能地延长呼气，同时将注意力集中到躯干最深处的肌肉——盆底的肌肉，并感受它们如何参与呼吸并轻轻抬起以支持呼气。盆底实际上是身体中的一层膜，它与位于肺部正下方的膈膜协同工作，或者至少在盆底不紧张的时候是这样的。通过夸大呼气，使其远远超出正常停顿的地方，你可以再次开始募集盆底的肌肉，并感觉到它们为呼气提供支持。如果你感觉不到，可以让自己轻轻咳嗽一下，支持咳嗽的深层肌肉也自然支持呼气。

一旦你感觉到这些肌肉在参与呼吸，你也可以有意识地放松它们，这是第四步。所以试试以下动作：在接近呼气末端，并且感觉到盆底肌肉在为呼气提供支持时，密切注意这些肌肉，清楚地感受它们。当呼气无法继续时，放松这些肌肉。这就是我们所寻求的体验：感受盆底放松所引发的吸气。当发生这种情况时，整个身体都会自然地加入肌肉放松中。

既然你已经了解了从放松盆底开始吸气的感觉，继续放大呼气，关注呼气结束时的肌肉放松。但你应该一点点地让每次连续呼气的幅度变得越来越小，直到最终恢复到正常的日常呼气。但在呼吸结束时，你仍能感觉到盆底肌肉因吸气而放松。你可能会注意到，就身体感觉而言，胸式呼吸更多发生在身体上部、前部，盆底呼吸更多发生在身体下部，而涉及背部，尤其是骶骨。

在最后一步中，你身体的流动性开始发挥作用。当你的整个身体都释放到吸气中时，你开始感觉到这种释放就像有一股波浪在你体内涌动。将盆底肌肉释放到吸气中会通过身体的流动性引发涟漪，就像将鹅卵石扔进池塘引起一系列向周围扩散的同心圆。呼吸波源于盆底，向下穿过腿部到达脚底，向上穿过躯干到达头顶，然后再向下穿过手臂到达指尖。当你的整个身体像这样释放到呼吸中时，你会感觉到整个身体处于临在状态；这种状态将会为你所做的任何工作提供支持——包括通过一组练习达到力竭。因此，全身呼吸具有唤醒身体能量并使其协调一致的效果，你所做的一切都将根植于你的临在状态并获得其充分支持。

谈论"你的临在状态"就是谈论你的基本生活、你的基本真理、你与世界的基本协调，以及你在其中感到的最深的安全感。你的临在状态是你对完整性的体验。因此，你的临在状态不会以任何与世界分离或独立的方式存在——它植根于世界并由世界维持。我们可能还会注意到，通过每一棵开花的树、每一只鸣叫的蟋蟀、每一只跃出水面的座头鲸、每一根草所表达的对生命的爱，都是一种与生俱来的爱。这种与生俱来的爱或快乐并不依赖于环境。甚至当你在训练中达到力竭边缘时，这种与生俱来的爱或快乐也会存在，是一种活在当下、活在现在和在每一个敞开心扉的时刻鲜明地活着（在身体上和情感上）的快乐。当"动作"取代"临在"时，那种快乐就会黯然失色。

从基于大脑的思维到具身意识的转变将大脑从自我冲突中解放出来，使其变得连贯一致；它还将我们从意志力中释放出来，进入了意图的广阔空间。我们被教导要依靠意志力，但这会使意志力与身体建立一种糟糕的关系。我们的大脑驱动身体去实现我们的目标。意志力与临在无关，而是努力去往其他地方。然而，在一组练习快要结束时，你的肌肉接近力竭，你可能会觉得继续前进的唯一方法是使用更多的意志力。毕竟，如果你不强迫自己更加努力，你将如何继续前进？

但是，让大脑掌控一切并告诉身体该做什么并不是你唯一的选择。还有另一条不那么令人担忧的前进道路。当身体从它被指定的愚蠢动物角色中解脱出来时，就可以通过呼吸来恢复它的自然空间。人们发现，那广阔的空间正是力量和清晰思路的源泉——纯粹意图的诞生地。意图不是大脑强加给身体的想法；在你当下的能量与有目的的连贯性相一致时，它就会出现。让自己被这种一致性的力量推动，这与被大脑的主导需求驱使是完全不同的体验。

进化已经使你的整个存在意识到一种必要性，并聚集在它周围。生存能力取决于这种反应能力。例如，这种必要性是一种资源，它使人能够将一辆汽车从压在下面的人身上抬起来——这是一种远超他们正常力量极限的壮举。这一壮举不可能通过决定"我要抬起这辆车"来实现。这个决定不是在大脑中做出的——它是对绝对必要性的一种全身反应。

同样，你也不能决定要不要有某个意图。有些人把"设定一个意图"作为一种手段来表达一些想要得到的结果；但是我们在这里谈论的是不同的东西。"意图"一词来自拉丁语 tendere，意思是"伸展、延伸、指向"。在这种情况下，意图是一种内在的对齐方式，一种方向，它让你围绕在临在必要性周围，并对其做出反应。

大脑无法访问意图的来源；事实上，意图的源头在身体的边界之外，而意图存在于身体中。因此，当你发现自己的临在与自己的当下完整性之间有某种必然时，你会发现自己被它激活，并受到它的召唤。当你回应那个召唤时，你从来没有意识到你正负责完成你需要做的事情。更准确地说，你的反应是对别人要求你做的事情的一种投降。这是一种让自己被推动的意愿。当你的呼吸照亮了你存在的广阔空间时，意图的力量就会毫不犹豫、毫无抵抗地穿过那片广阔空间。你是一个完全敞开的管道，向流经你的生命能量敞开心扉。

成为那个管道的同时，还要对正在通过你的一切敞开心扉——每一种情绪、每一种感觉，每一种临在意识。身处这种接受的状态是一次与众不同的发现之旅。完全活在当下，也许比一周中的任何其他时间都更充分地利用你的临在、你的完整性和你最深的资源。谁知道那段旅程会将你带去哪里？但无论它通向何方，这都将是一次深入了解生命意义的心灵之旅；与此同时，毫无保留地享受被召唤到生命中的快乐。

第三阶段：核心

还有另一个具身阶段有待探索，MSTF 训练再次提供了这样做的理想场所。具身阶段解决了我们每个人身上的主要分裂：我们的思想与我们当下的分裂。这种分裂是公共教育系统教给我们的主要"课程"之一。作为天真的 6 岁小孩，我们被安排在教室里，安静地坐在课桌前，认真听老师讲课。这种教育方式压制了孩子们的自然能量，同时也压制和谴责了他们的具身智慧。孩子们确实掌握了课程内容，因为如果他们不这样做，他们就会受到惩罚。

与此同时，在这个教育系统中接受教育的 12 年里，你的主要工作是用信息、策略和事实填满你的大脑。如果你不成功，你将受到不及格的惩罚。如果你真的成功了，你会得到表扬和奖励。在这个奖励和惩罚系统中，你学到的最深刻的一点教训是，只有当你将颈部以下的肉体的感觉置于无关紧要的地位，并将你的思维置于大脑的抽象领域时，才会产生有效的思维。这 12 年的机构训练使你几乎不可避免地内化了这样一种信念，即你可以利用你智慧的一部分来更清晰地思考，而不是通过你的当下完整性进行思考。这种信念从不公开表达，因为一旦你将它变成文字，它的荒谬性就变得显而易见。但是我们在如此年轻的时候就被灌输了这种信念，以至于它成了一个明显的真理渗透到了我们的世界观中。对我们来说，这种信念是如此的明显，以至于我们接受了它，认为这就是人类的天性——用大脑思考。

因此，反思这样一个事实是有帮助的，即许多非西方文化在其他地方（例如，腹部或心脏）体验他们的基本思维。有些人认为大脑的智慧是一种劣等的能力。澳大利亚的阿南古人承认所有 3 种智慧，并认为腹部智慧是主要智慧。他们用来描述大脑智慧的词的字面意思是"一张缠结的渔网"。当北美奥卡诺根文化中的人称某个人"精神错乱"时，他们使用的词的字面意思是"说话的状态，在大脑中说话"[197]。如果追溯足够远的欧洲历史，你就会发现，早期新石器时代的艺术和语言表明，早期欧洲人的思维中心不是在大脑，而是在腹部[198]。随着农业和文明的发展，思维中心对人类的意义发生了变化。经过数千年，思维中心在身体中向上迁移，所以到了柏拉图时代，正如我们所见，思维中心已经来到了大脑中。

科学已经证明，"在腹部思考"并不仅是一种幻想——它一直在发生。腹部实际上确实有一个"大脑"——肠道神经系统，它可以感知、思考、评估、决定、学习和记忆。正如最早发现这个"大脑"的解剖学家拜伦·鲁滨逊（Byron Robinson）所描述的那样，它是"生命本身的中心"[199]。卡尔弗里德·杜尔凯姆（Karlfried Dürckheim）写了一本关于这个"大脑"的书，将其描述为"人类的重要中心"[200]。在日本文化中，该中心被称为"哈拉"，而且被认为是你可以接触到最深层次真理的身体领域。

在腹部智慧中心所感知和理解的内容与在大脑中所感知和理解的内容非常不同。大脑要求人们客观地认识世界，人为地将整个世界分解成可以分析和系统化的部分。大脑智慧很大程度上是通过排除来运作的，例如，它将自己与普通世界隔离开来；它从整体中排除部分，将"草莓"从"蔬菜"类别中排除，将"他们"从"我们"类别中排除。大脑智慧一连串的分析、抽象、比较、排除和规划很快就形成了一张缠结的渔网。

腹部智慧非常不同，它不会将世界看成一个可以客观了解的单独领域，而是将它视为一个生活关系领域。它能感觉到自我与世界的亲密交流，以及世界的所有部分与彼此的亲密交流。当你通过腹部智慧来协调与世界的关系时，你会感觉到世界的完整性，还会感觉到世界与你的临在的协调。腹部智慧通过关系的包容性来了解环境，而不是通过从环境中提取信息来了解它们。

用最简单的话讲，头部的大脑是我们可以有意识地思考的地方；腹部的"大脑"是我们可以有意识地存在的地方。我们意识的这两极是互补的对立面。只有在与彼此合作的情况下，双方才能发挥真正的潜力——这在过去是很容易理解的。思考不是一种脱离身体感觉的活动；这是一个整体的感觉活动，将你的整个临在状态都展现出来。这就是具身的第三阶段带给我们的体验：恢复我们思维和临在的统一，这样你就可以再次体验在当下完整性下进行思考意味着什么。

身体中有一个中心，你可以在那里完全实现当下完整性体验——在那里，大脑智慧和身体智慧在感觉上是一体的。它是临在的静止点，与你周围的世界相协调。实质上，它是你的当下核心，一个保持完整性的平静中心，并随时准备支持你所做的一切。在称之为"核心"时，重要的是要将其与主要由腹部肌肉组成的网络区分开来。腹部肌肉也被称为你的"核心"肌肉——赋予你"核心力量"的肌肉。当下的核心是别的东西：它是一个意识的静止点——类似于一个转动的轮子中心的静止轮毂。意识到的所有感知都像辐条一样与意识的静止点联系在一起，并在该静止点的作用下保持为一体。

> 头部的大脑是我们可以有意识地思考的地方；腹部的"大脑"是我们可以有意识地存在的地方。

毫不奇怪，这个核心位于骨盆的整体性、包容性智慧中。但仅当你的思维中心离开头部的保护区，向下穿过身体，下降到盆底时，该核心才会被激活——这逆转了大约8000 年前由我们的新石器时代祖先开始的进入头部的旅程。像任何人所能想象的那样，踏上回归骨盆的旅程常被认为是反文化的。事实上，大多数文化都坚持认为头部是自我的中心。但是，就像托勒密（Ptolemeus）坚持认为地球是宇宙的静止中心而该观点后来被证明是错误的一样，有些文化坚持也有可能是错误的。正如当太阳被认为是行星轨道的中心时，人们才觉得行星轨道是合理的一样，当你可以将你的中心定位在骨盆，更确切地说是定位在会阴部时，你的生活潮流才可能会变得合理。然后，在具身的第三阶段，锻炼的重点就转移到了不同的轨道上——一个更深入地将你置于整体中心的轨道。

你可以采取一些非常简单的步骤来激活你的核心，并重新唤醒你当下的引力中心。在其中一些步骤中，你需要耐心地以我们不习惯的方式集中注意力于身体。我们对身体智慧的敏感性已经失去了太多，以至于我们面临的任务有点像脑卒中患者试图重新获得拿起铅笔的能力——我们面临着打造新的神经通路的任务。

为了获得 MSTF 训练的回报而激活你的核心当然不是必需的——但它会打开一座发现之门，在你接近失败时为你提供一种清晰的存在感，使你能够绕过我们倾向于告诉自己的失败故事，进入平静的当下。它将锻炼从你需要忍受的责任转变为一种你期待且不会错过的充满活力的体验。然而，激活核心的回报远不止于此，因为一旦你在锻炼中学会了激活核心，这种技能就可以在你的日常生活中为你所用。当你遇到生活中的挑战时，无论挑战是大还是小，都可以将其具身化，即给它们带去关于完整性的清晰正念意识。正念意识是一种消除焦虑和反应的品质，它能让你立足于更大的目标。

这里有 6 个简单的步骤来帮助你重新发现和重新激活你当下的核心。

第一步：将你的意识带到你的会阴部。这一步在解剖学上更精确的写法是"将你的意识带到会阴体"。但是会阴体通常被称为会阴部，所以我们将继续使用这种称呼。

如果你不确定你的会阴部在哪里，不要担心——这是我们都很熟悉的部位。男性和女性的会阴部的位置略有不同。对男性来说，会阴部大约在生殖器和肛门之间。对于女性来说，会阴部紧贴着阴道口，这就是会阴部会在分娩时被撕裂的原因。但是无论男女都认为会阴部是一块用来阻止自己排尿的微小肌肉。所以你自己可以试试——轻轻地接触你的会阴部，将你的全部注意力都集中在它上面，尽可能清晰地感受它的存在。

第二步：让身体发现自己的广阔空间。会阴部位于盆底的中心。随着你意识到会阴部的存在，你将能够注意到你整个存在的广阔空间。感受那种从盆底向全身开放的广阔空间，就像一条最终延伸到头顶的走廊。会阴部在那条宽敞走廊的最底部的正中位置。

第三步：在你的头部找到你的意识中心。你的意识中心就是你意识世界的中心。或者，当你感觉到自己在思考时，意识中心就是思考的轨迹，是你体验它发生的地方。你可以将注意力转移到意识中心，将它定位到头部，感受到它存在于那条宽敞走廊的顶部。当你这样做的时候，请注意它是如何出现的。意识中心给人的感觉可能像一个光球、一颗珍贵的宝石、一个花蕾或一滴油——或者它可能是一个跟任何图像都不太适配的中心。让意识中心以最简单的方式出现。

第四步：感受意识中心与会阴部的关系。会阴部和头部的意识中心是你意识的互补两极。当它们通过连接它们的宽敞走廊建立关系时，你可能会感觉到它们彼此越来越意识到对方的存在。随着一方对另一方的存在变得敏感，你可能会注意到它们之间的亲和力——一种引力或相互意识，甚至可能表现为爱的纽带或一种渴望。

第五步：让意识中心通过宽敞走廊滑向会阴部。当你的意识两极之间的关系被清楚地感觉到时，让你头部的意识中心释放它的牵引力，并开始缓慢而轻松地下降，通过头部下降到躯干，就像扔进池塘的鹅卵石寻找池塘的底部一样。以期待已久的归乡前应有的耐心来对待这次旅程。你可能会发现有两种方式可以促进该旅程：让爱和渴望激发你的意识中心回到身体；意识中心还会受到会阴部的影响——会阴部是一个引力中心，可以提供稳定的、受人欢迎的引力。

这段旅程不是幻想中的练习。它只是逆转了最终将我们的思维困在大脑这个"缠结的渔网"中的旅程。它追溯了我们小时候将思维中心带出我们身体的步骤，正如我们被教导如何思考一样；它在不同的尺度上，追溯了将我们的思想作为一个整体带出体外并植入大脑的步骤。

平心而论，西方文化花了大约8000年的时间才完成了意识中心从身体到大脑的迁移之旅——所以这次逆向旅程可能会遇到一些阻力，比如遇到一些小阴影。可能会在某一时刻，你的意识中心不愿意再下降了。如果是这样的话，有3个简单的行动可能会有助于我们解决这些小问题。你可以轻轻地叹一口气，由此促进的内在释放可能足以帮助你的意识中心继续向下。你还可以尝试用手感受、连接你的意识中心，然后让你的意识中心跟随你的手向下滑动（大约下滑半厘米）。这样，你的手可以带动你的意识中心一点点地下降，一直下降到会阴部。你还可以通过把你的全部意识带到那条宽敞走廊里的任何阴影上，以促进意识中心下降。感受阴影的存在，给予它孤儿渴望得到的那种爱。可以将任何这样的阴影理解为身体中的一个包含未整合能量的口袋——在重新加入整体的过程中，唯一能够支持它的力量就是爱。如果你无条件地接受阴影，它会慢慢消散——你的意识中心就可以恢复下降。

　　第六步：让你的意识中心停留在会阴部。当你的意识中心通过身体向深处下降时，它最终会进入骨盆领域，越来越靠近它在会阴部的休息位置。在某个时刻，意识中心会落在会阴部。当你感觉到这种情况发生时，轻轻地接触会阴部，检查意识中心是否已经完成了下降。会阴部位于你体内非常非常深的地方，此时你可能会发现意识中心仍然位于会阴部上面两厘米左右的地方。如果是这样的话，让你的意识中心去完成最后这段旅程——一段变革性的旅程。这可能是一个相变的过程，就像雪花溶解成水。

　　一旦你的意识中心落在会阴部，你就可以了解自己在会阴部休息的深度，并注意那是什么感觉。你休息得越深，你越能清楚地感觉到自己融入当下的平静。你已经到达你的意识领域，该意识领域无法用语言来形容，也无法物化或命名，但这是一个你能感受一切的领域。感受整体是了解整体的先决条件。当了解整体时，你会进入一种不容易用语言描述的状态。

　　当你的意识中心停留在会阴部时，你的核心就会被激活。作为连接你和整体的纽带，你的核心会在你周围世界的每一个细节中感受到整体。当你从自己的核心意识来到这个世界时，当下领域和动作领域不再有人为的分离，而是融为一体，将自我与世界分离的我们所熟悉的边界也失去了它的坚硬边缘，变得越来越模糊和越来越容易渗透。

　　一开始，你可能需要耐心和细心的引导才能完成上述 6 个步骤；但是一旦你找到了回到核心的路，通过一些实践，你就会更容易完成、更熟悉这段旅程。最终你会发现，你永远不会与你的核心脱节。当在锻炼过程中将你的意识集中在你的核心时，就会带来变革性的效果。

核心锻炼

　　呼吸和核心之间存在一种相互支持的关系。当进行盆底呼吸时，核心就会开始显现。在没有任何预期的情况下将盆底释放到吸气中时，呼吸感觉好像首先在盆底上面出现，然后从底部向上充满身体。当然，肺部不会延伸到盆底，呼吸也不会充满盆底，但盆底是一层膜，当将身体释放到其自然流动性中，并将盆底释放到吸气中时，就会有一种清晰的感觉，这种释放正在为呼吸腾出空间（确实如此），呼吸则会在盆底停留，然后从底部向上充满身体。

　　每次将盆底释放到吸气中都会引发整个盆底的强烈感觉，就像新雨使干渴的草地恢复生机一样。每次将盆底释放到呼气中都会让新的活力像河流一样流经身体。在将身体释放到呼吸中时，你的核心会处于休息状态，呼吸和核心的关系就像：核心感觉像是你呼气的源头，而你吸气时会返回那里。感觉呼吸像是核心和你周围世界之间的生命能量交换。

呼吸和核心也基于它们互补的品质相互支持。呼吸具有流动性和交换性，气体飘进身体，又飘出。如果呼吸是一条流经盆底并穿过身体的河流，那么会阴部就是嵌在河底的一块石头。当你的意识停留在它完美的静止状态中时，各种感觉会在它周围流动，但它保持不动。同时，当生命的每一个微小的流动经过那块宁静的石头时，我们都能清晰地捕捉到那种感觉，就像当池塘静止时，即使是最微小的水虫在水面上疾走，也会被生动地描绘出来。

那么，在你内心的宁静中，可以用一种令人陶醉的亲密感来感知整个世界，但这些都不是针对个人的。核心的静止保持着一种冷漠的状态，它愿意感受你生命中的所有能量，而不会去组织它们，也没有想要抓住它们、理解它们、讲述它们的故事或控制它们的欲望。当你在那种冷漠中休息时，你就能与临在共处并体验它，无论你正在经历什么。这种冷漠是一种品质，它使我们可以在一组练习中达到真正的力竭，此力竭时刻往往远远超出自我对力竭时刻的个人看法。

因此，你的核心就是你的当下的休息之处，是你生命的静止中心和你最深层力量的源泉。在其中休息可以获得了解整体性的组织原则的机会，包括一个空洞的、无特征的、难以捉摸的智慧中心，它可以感觉并协调所有关系。在这方面，身体智慧的本质就像是一个新兴的、敏锐的智慧领域，它协调了一群鱼、一个蚁群或一群发出噪声的八哥。即使在肌肉力竭的极端，也可以在核心处徘徊，发现自己与永恒临在的静止融为一体。

MSTF训练是探索核心的理想场所，在那里休息，看看它会带你去哪里。一旦你与你的核心建立联系，你就会发现自己将从位于大脑中的令人疲惫的驱动压力中解脱出来。大脑试图管理身体，让身体按照你的要求去做。相反，核心的空洞的、静止的意识中心会将你带入一种和谐状态，使你能够从组织身体转变为与身体和谐相处。当你利用核心去体验正在通过你和当下的一切时，你会将自己置于一个忙碌的自我总是忽略的力量源泉中。

与你的核心重新建立联系的过程，就像具身之旅本身一样，对每个人来说都是个性化的和独特的。然而，这里有4种关键的关系，注意它们可以帮助你了解盆底区域，并在其中找到你的核心。

关系一：呼吸与核心

我们已经研究了呼吸和核心之间的相互支持。下一步是体验这种支持如何在身体中显现。你可以从将你的意识带到盆底开始，这样你就能体验到它在每次呼吸中的释放。然后感受会阴部的存在，让你的意识中心下降，停留在会阴部。当意识中心下降到会阴部时，感觉你自己也在临在状态下休息。

现在花点时间让呼吸和核心找到彼此。首先专注于呼气，感受呼气像是一条河流，而你的核心就是河流的源头。正如山泉的流动不会与源头分离，呼气和核心也是如此。呼气不只是从核心开始，然后从核心脱离，它在整个释放过程中都保持着与核心的联系。呼气源于核心，它将核心的力量通过身体带入世界的生命能量中，由其滋养。当呼气结束时，吸气将营养带回你的核心，以补充营养。呼吸和核心之间的联系从未中断。这是锻炼前和锻炼期间都需要练习和体验的东西。

关系二：呼吸与运动

在 MSTF 训练中，你在对抗某种形式的阻力，无论该阻力是你的体重、训练器还是阻力带提供的。当呼吸和核心之间的联系被清晰地感觉到时，呼吸将被视为核心能量的表达，因此将重物从核心移开也意味着随着呼吸移动重物。根据菲利普的经验，你无法在吸气时用核心支持重物的运动，尤其是在肌肉接近力竭时。当身体处于紧张状态时，呼吸会减弱，这甚至会打破呼吸和核心之间的联系。因此，在感到疲劳时，菲利普利用呼气的力量举起重物。这是他维持当下统一性的唯一方法。

因此，当你的肌肉在一组练习中接近力竭时，任何 MSTF 训练都将提供一个机会来探索呼气和举重之间的关系：找到植根于核心的呼气力量，帮助你移动重物。这意味着，如果提升时间不超过 5 秒，那么在整个向心或提升动作中，需要保持连续呼气。不过，有些方案要求非常缓慢地举起重物，例如提升时间超过 30 秒。在这种情况下，当你接近力竭时，可以在呼气时稍微移动重物，在暂停举起重物时进行吸气，在下一次呼气时再次移动重物。尽管如此，每次吸气都会找到进入核心进行补充的路径，每次呼气都从核心升起，就像山泉从基岩中涌出一样。在 30 秒的下降过程中，情况恰好相反：当你接近力竭时，你可以在吸气时让重物降低一点，然后用呼气的力量保持稳定。

还有更多的体验有待探索，尤其是在动作非常缓慢的场景中。这听起来可能很奇怪，但值得一提，因为这些体验如此丰富、令人着迷。有些时候，当菲利普处于力竭边缘时，他可能只专注于呼吸和重物之间的联系。就好像他退到一旁，或沉浸在核心的冷漠中，让这种联系接管一切。在这样做的时候，呼气运动就像是一个液压活塞，只管自行举起重物；或者仿佛呼气可以让重物悬浮起来。

从核心将重物移开的经历让我想起了欧金·赫里格尔（Eugen Herrigel）的经典作品《射箭艺术中的禅宗》（*Zen in The Art of Archery*）中的某些短语。这本书生动描述了赫里格尔在 20 世纪 20 年代对日本射箭的研究发现。虽然没人声称 MSTF 训练有禅宗基础，但二者都是深刻、激烈、对体力要求高的活动，在共同的人类经历中必然拥有一些类似的真理。因此，当弓箭手大师告诉赫里格尔"阻碍你前进的是你过于任性的意志力"

时 [201]，我们会想起意志力和意图之间的区别。当赫里格尔被告知"除了自我分离的沉浸，我们不应该练习任何东西" [202] 和 "有必要成为一个无动于衷的中心" 时 [203]，我们会想起核心的静止点和其中的冷漠。当他被建议让他的动作"从中心，从正确呼吸的位置开始"时 [204]，我们会想起呼吸、核心和举重之间的关系。当大师展示了一个几乎不可能的景象并解释说 "这不是'我'的功劳，是'呼吸'的功劳，是'呼吸'造就了一切" 时 [205]，这人们会想起退到一旁，借助呼吸的力量举起重物的经历。

关系三：从核心建立联系

当你在核心处进行休息时，你会从那里感受到世界，你会感受到世界的统一性正通过它的每一个细节表现出来。在开始做一组练习时，其中一个细节就是你和你所对抗的阻力之间的界面，无论该界面是你做俯卧撑的表面、你拉的把手还是你的腿正在推动的踏板。在每次练习中，你的核心智慧将围绕你与该界面（无论是地板、把手还是踏板）的关系，协调你的当下。为了做好准备，在任何一组练习开始的时候，花一点时间让你的核心与那个界面建立关系。从你的核心感受这个世界，从核心建立与它的联系。当感觉到这种联系时，它会激活你的意图——向你展示一种你的核心会理解并回应的必要性。

这种经历是 MSTF 的礼物之一。菲利普多年来一直通过研讨会和培训帮助世界各地的人们摆脱他们的大脑，进入他们当下的核心，让他们在核心的清晰性中扎根；但他从未发现像 MSTF 这样帮助人们与核心所提供的支持建立联系的有效实践。根据他自己的经验，在一周的时间里，他很少有哪一次像在 NET 训练中那样清晰地与自己的核心建立联系。事实上，在训练期间，这种联系成为不可协商的必要条件。没有这种联系，他无法进入完全临在状态，他无法承受将自己带入真正力竭时刻的生动逼真的冒险。

关系四：宽敞性和必要性

当你一意孤行地前进时，你往往会为失败做好准备，并收缩你的意识。对意志力来说，重要的不是临在状态，而是它前进的目的地。另外，意图并不会或不愿决定它的前进方向。它停留在清晰的当下，让你有足够的空间去感受正在经历的一切。它是你所面对的某种必然性的升华，可以召唤当下的能量采取行动。

这种能量不是你能组织或掌握的，就像冲浪者不能组织推动自己前进的波浪一样。已激活的当下能量是你屈服的东西、你欢迎的东西、起源于你核心的静止的且穿过你的东西。激活核心后，你甚至会有一种为它让路，让它的存在成为必然的感觉，然后它会解锁并召唤能量之河畅通无阻地穿过你。在这样做时，当下能量就可以移动重物。正如呼气植根于核心并由核心提供支持一样，推动重物的能量也源于核心并由核心提供支持。类似地，就像吸气返回核心并对其进行补充一样，提升重物的势能在离心阶段返回核心，并在核心聚集，为下一次提升提供动力。

探索

MSTF 训练提供了在任何地方都能找到的最专注、最具体的自我体验。MSTF 训练可以激活你的整个当下，并让用大脑的"做动作"命令来践踏身体智慧这一倾向暴露。它还让用关于临在的故事压倒临在体验这一倾向暴露。它让你有机会挖掘和激活你最深层的资源和最生动的活力。它会带你面对你可能面临的最具挑战性的经历之一：你自己的失败，而你通常会回避自己的失败。

最终，让你达到力竭的能力可能取决于一种我们日常生活中可能永远不会遇到的奇特能力。这种能力可以用不同的方式来描述。它是保持核心冷漠的勇气。它是一种让你当下的最大能量贯穿你的意愿——充分体验它，不退缩、不放弃、也不讲故事。只有在内心平和的情况下，你才愿意感受这一切。也就是说，安德瑞、菲利普和许多其他人经常体验到即将力竭的感觉，感觉到力竭正在逼近——他们只是更深入地投入平静、无尽的核心资源，并发现再进行 3~4 次重复的可能性。

为了避免我们误解核心力竭的含义，从外表上看，它不一定美观。保持完整性就是不审查自己的任何部分。MSTF 意味着完全临在于正在发生的事情。正在发生的事情是激活战斗或逃跑反应，在极端情况下用你生命的能量冲刷你的当下。只有通过拒绝失败——通过回到你内心最深处的意图，并相信自己能够通过核心的静止来获得资源，你才能发现失败是什么。

在早期英国文学代表作之一，题为"莫尔登之战（The Battle of Maldon）"的诗歌中，有一段鼓舞人心的拒绝失败的表述。这首盎格鲁－撒克逊诗歌描述了盎格鲁－撒克逊人对抗维京海盗的一场战斗。在这场战斗中，盎格鲁－撒克逊人惨遭镇压。他们的力量开始衰退，他们"一直战斗，直到伤口把他们拖垮"。当死亡逼近他们时，一位年长的战士大声鼓励他的战友们继续前进。

当我们的力量衰竭时，勇气会变得更敏锐，意志力会变得更清晰，心会变得更坚强[206]。

在每一组练习中，当身体接近力竭时，你可以体验到同样的感觉，你的具身意图会在力量和清晰度上获得不断增长。值得庆幸的是，MSTF 提供了一种比维京海盗袭击更安全的方式来体验那种清晰的当下。

MSTF 训练引发了另一个与激烈战斗的比较。随着力竭的临近，你对这种必要性的深刻反应会让你将所有分歧和关于礼仪的想法都抛在脑后。即使你已经与核心静止建立联系，并向流经你的能量敞开心扉，你也可能在外面大声喊叫。肌肉力竭的痛苦可能是极端的——但在平静核心的支持下，你可以将这种痛苦视为你生命的能量，在感受生命的过程中，你的体验受到当下快乐的支持。因此，看起来和听起来似乎不合适的痛苦实际上代表着你对自己的生命敞开了心扉，让自己获得重生——不仅拥有新的力量和恢复活力的新陈代谢，还有对当下的新的生动体验。这种体验的中心不是痛苦，而是通过完全利用你自己的惊人活力来回应当前需求的一种快乐。

第 7 章

MSTF 练习

充分发挥 MSTF 训练的潜力

正如我们已经注意到的，当你年过三十时，你的肌肉就会开始逐渐失去力量，这一趋势将贯穿你的一生。为了优化你的健康状况，并最大限度地降低罹患肌肉减少引发的一系列慢性疾病的风险，最有效的策略就是不断强化你的肌肉。每周只需进行一到两次时长为半小时的正念力量训练至力竭（MSTF）训练，你就能够实现这一目标。本章详细介绍了一些 MSTF 练习，你终身都可以利用这些练习来优化你的力量和健康水平。

这种优化取决于两个关键因素，每个因素都需要进行自我评估——检查你个人的实际情况。第一个因素与你对 MSTF 训练如何融入你的生活以及如何与你的价值观相匹配的理解有关。维持健康和强壮对你而言有何重要意义？这种重要性是否足以激励你为之努力？变得更强壮如何支持你在生活中真正关心的其他方面？你对经历短暂肌肉疲劳的意愿有多强烈？第二个因素与第一个因素息息相关：在进行锻炼时，你能够在多大程度上实践 MSTF 原则？让我们分别看看这些问题。

安德瑞注意到一些有助于新元素训练的客户在 MSTF 训练中茁壮成长的特质。其中一个特质是更具意愿而非被迫行事的态度。他们并没有强迫自己"完成任务"，也没有咬紧牙关忍受另一轮锻炼，而是表现出一种愿意去探索、想知道 MSTF 训练会将他们带向何方的态度。他们对 MSTF 训练充满好奇，期待着开发他们最深层的资源。为了与探索的意愿保持一致，他们不会执着于与他人比较。身体成分、基因、运动表现和年龄的差异将使得任何这样的比较都会变成两个完全不同的事物的对比。我们都拥有独特的能力。短跑冠军几乎永远无法成为马拉松冠军，反之亦然。经历最大变化的客户是那些专注于自身体验、专注于此时此地、专注于 MSTF 训练为他们带来的所有感受的人。

这些客户也真正认可并欣赏 MSTF 训练带来的短期和长期收益。例如，当他们每月移动的重量逐渐增加时，他们会注意到这一点并受到激励。他们还注意到，随着时间的推移，身体的疼痛减少，步伐变得更加轻盈，搬运重物上楼也变得更加轻松。在锻炼当天，他们享受到 MSTF 训练创造的"身体快感"———种持续数天的令人耳目一新的活力感。锻炼后，他们会立即放松，享受难得的快乐，尽管身体在颤抖，但精神仿佛刚刚从深度冥想中苏醒。

帮助你从 MSTF 训练中获得最大收益的一个重要因素是理解并实施它的四个主要原则。在这里，再次重申这四个主要原则。

- 让自己尽可能地专注于自身的体验。

- 肌肉优先于动作。

- 有意识地放慢动作。

- 继续锻炼，直至出现短暂的肌肉力竭。

这些原则各有不同，同时也相互支持。比如，专注状态可以帮助你优先考虑肌肉，保持可控的节奏，并持续到短暂的肌肉力竭时刻。然而，在所有原则中，最为重要的是优先考虑目标肌肉的参与——即完全临在于目标肌肉的参与体验。我们的文化教导我们优先考虑"做事情"（在这种情况下，动作取得了胜利），而非"感受存在"（感受身体和当下的感觉）。在试图锻炼被忽视的肌肉时，这种习惯尤其容易出现。然而，体验休眠肌肉恢复活力是一种真正的乐趣——它们恢复活力时，将会影响你的姿势、你的疼痛和你的生物张拉整体的健康，从而使你的动作更加轻松。另一方面，如果你低估了这一原则，并专注于将重物从 A 点转移到 B 点，而不是感受目标肌肉的参与情况，那么你每周的结果可能会令人沮丧，难以坚持下去。

在变得更强壮方面，没有硬性限制——只要刺激和恢复足够，身体就会找到变得更强壮的途径。当然，早期进展速度更快。随着神经和肌肉组织适应新刺激，你变得更强壮，更接近你的遗传和表观遗传潜力，进展速度就会减缓。然而，即使是像安德瑞这样长期进行力竭训练的人，仍能看到自己能力的进步。

如果你遵循 MSTF 训练的四个原则，并尽可能保持对自己经验的关注，你将看到并感受到你的生活、身体、外表和身心健康的改善。正如 TEPP 的联合董事阿莉森·伍德罗夫所说："你的身体就是你的健康。"此外，你会因为自己激活了这种变革而感到充满力量。

开始锻炼

MSTF 练习可以在训练器上进行，也可以用你的体重和阻力带进行。具体的训练情况可能决定了你何时采用哪一种训练方式。在理想情况下，你可以去一个配备了迈德士训练器的健身房，比如新元素训练。菲利普亲身体验了一系列其他品牌的运动器械，因为无论他去哪里开研讨会，都会寻找当地的健身房——从新西兰到瑞士，再到美国。迈德士训练器经设计精确，可以进行调整，以适应身体，从而对肌肉（而非关节）施加压力。菲利普从未在任何其他品牌的抗阻训练器上有过这种体验。但是，如果你缓慢而有意识地达到力竭，你的身体会对几乎任何力量训练阻力所带来的负荷做出反应并进行适应。肌肉其实并不关心阻力是什么样的。

本章前半部分描述了 13 个基于训练器的练习。如果附近没有健身房，或者现在不是加入健身房的合适时机，又或者你正在远离你最喜欢的健身房的某个地方度假，你可以翻到本章的后半部分，其中描述了 18 个只需用你的体重和阻力带就可以进行的练习。这些练习提供了不同的体验，这些体验也很有价值。当然，你也可以在训练器、体重和阻力带之间进行混合搭配，以最适合你的方式进行锻炼。

无论你是在家中还是在健身房里进行锻炼，本章都提供了三种锻炼方式供你选择。

- 基本六项锻炼，它是一个强调了上半身的全身锻炼。

- 强调下半身和核心肌肉的锻炼。

- 更全面的全身锻炼。

在第 4 章中，我们描述了 MSTF 训练的六个简单步骤。在开始第一次训练之前，你可以回顾一下这些步骤。以下是需要牢记的主要指导原则，可作为快速参考。

保持放松，保持完整性

MSTF 训练让人很有压力。这就是问题的关键所在：给身体提供积极的压力（兴奋效应），这会激励身体去不断适应。因此，当你遇到压力时，重要的是认识到，自己身上的任何个人习惯都会让你的身体绷紧，因为这些习惯不仅会让你对临在状态感觉迟钝，还会干扰你的身体作为一个和谐的完整体进行工作的能力。你的肩部可能会收紧，你的手或脚趾可能会握紧或抓紧，你的腹部可能会因呼吸而变硬，而所有这些可能都在你没有意识到的情况下发生。MSTF 练习的缓慢节奏提供了一个理想机会，可以让你意识到自己的身体，注意到任何让你收紧自己的习惯，并让这种习惯慢慢发生变化。这是一个让你感受呼吸的机会，让呼吸深入骨盆，并持续流动；注意你的肩部、颈部和面部，让它们尽可能放松。还要注意你的手，握住训练器的手柄时，尝试采用开握方式，拇指在其他手指旁边环绕手柄，注意不要握得太紧。

在极少数情况下，某项练习可能会引发紧张性头痛。在这种情况下，给身体带来更多的意识将是有益的。如果某项练习引起头痛，那就让这项练习成为你日常锻炼的最后一项。通常，随着你逐渐学会放松，头痛会减少并最终不再出现。当不再感到疼痛的时候，你可以将这个练习移回到它在日常锻炼计划中的初始位置。

缓慢、可控、全范围的运动

在进行每一组 MSTF 练习时，缓慢地、平稳地、有控制地对抗阻力。从动作的底部到顶部至少需要 4 秒，反之亦然。你可以在任一方向上花费 30 秒，但不能少于 4 秒。此外，允许你自己在适合练习的整个运动范围内运动，除非你在这个范围内运动时有任何部位感到疼痛。如果发生这种情况，请将你的动作限制在无痛范围内。

停留在最佳位置

MSTF 练习被设计为循序渐进的——当你的肌肉变得更强壮时，你可以通过增加负荷来不断进步。因此，总是要对最后一次重复中降低重物的阻力或速度进行调整，以使目标肌肉在 90 秒至 120 秒之间的时间效率最佳点达到力竭。

如果所用时间超出这个范围，可以轻松做出调整。如果你在训练器上不到 70 秒就达到力竭，可以考虑将阻力降低 5%。如果使用阻力带，请尝试使用一个阻力较小的阻力带。如果你利用自己的体重进行训练，只需保持缓慢的、受控的节奏，你就会变得更强壮，或者在向心收缩重复练习达到力竭后，尝试仅进行离心收缩重复练习。

如果你在 120 秒或更多的时间达到力竭，你可以在训练器上增加 5% 的阻力，或考虑使用阻力更大的阻力带。如果你利用自己的体重进行训练，只需放慢你的节奏即可——例如，从 4 秒变为 6 秒。但是，在你增加练习难度之前，要确保你的姿势没受到影响，能够有针对性地、平稳地锻炼目标肌肉。

如果你喜欢采用更适中的重量，你可以延长时间效率最佳点，并在 3 分钟内达到力竭。有证据表明，只要你让肌肉达到力竭，较重和中等重量的 MSTF 训练都能很好地发挥作用。重要的是运动强度。

为了增加锻炼对心血管的益处，请将两组练习之间的过渡时间控制在 30 秒以内。

保持临在状态

正如我们所提到的，MSTF 训练的缓慢而有强度的体验使其成为深入了解你身体博大而微妙的智慧的理想场所；这种智慧是临在的基础。将你的意识与身体的体验结合起来，不仅有助于促进重要的神经变化，激活未得到充分利用的肌肉并为肌肉力量提供支持，还有助于将锻炼由充满内心冲突、收缩和痛苦的严峻考验转变为一种探索，在这种探索中，你的整个生命都将充满活力。

在开始一组练习之前，花一点时间让你的意识融入身体，这样你就能在临在状态下完全休息。感受你与阻力之间的关系，让它在你内心孕育出一个清晰的、可以接受的意图——在我们之前所说的作为你当下核心的地方，可以感受到该意图的中心。然后在有阻力的情况下缓慢地做动作，让呼吸将这个意图从你的核心传递到全身，以便开始移动重物。

当下临在与保持冷静的外表无关。这是一种相信你当下的中心平静的意愿，它鲜活地出现在你的生活中，在你敞开心扉接受通过练习召唤的能量时，欢迎任何出现在你面前的事物。当你接近力竭时，你有机会利用你之前可能无法触及的资源。当下完全临在是指无条件地接受你所感受到的一切。

和朋友一起训练

是的，你当然可以独自训练，而且有时你可能需要这样做。但如果你能找到一个训练搭档，这会让你的体验变得更加愉快，因为你们可以相互支持，相互鼓励，一起变得更强大。

关于日常锻炼

在日常锻炼中，应该包含两种类型的练习，因为它们以不同的方式增强你的力量。复合练习涉及多个关节。例如，在进行胸部推举练习时，肩部、肘部和手腕都参与了相关工作。复合练习通常需要使用大量肌肉，因此可以有效地产生大量的代谢负荷，刺激我们所追求的主要生理适应。

然而，复合练习涉及如此多的肌肉，因此不可能通过单独一块肌肉完成全部的动作。如果你只进行复合练习，这可能抑制你柔韧性的发展。此外，由于使用了如此多的肌肉，更强壮的肌肉可能会取代变弱的肌肉——这意味着肌肉不平衡问题可能永远无法得到解决。在某些情况下，由于承担工作的肌肉链中存在薄弱环节，更强壮的肌肉可能永远不会力竭，例如，在进行引体向上时，抓握动作涉及的肌肉可能会在肩部或背部的大块肌肉力竭之前就已经力竭。

柔韧性、肌肉失衡和大块肌肉力竭这三方面的问题可以通过第二种练习来解决：单关节练习。顾名思义，这些练习的重点是让单个关节在全范围内运动的肌肉。腿部伸展是一个很好的示例。在腿部伸展中，其中一条腿的初始弯曲角度小于 90 度，然后为了克服阻力而伸直，这个过程只激活让膝关节运动的肌肉。

对于任何单关节练习，都需要特别注意其生物力学机制。因为单关节练习可以将肢体移动到完全伸展的位置，所以这类练习会强化目标肌肉并提高其柔韧性。但是，如果你没有使用高品质的器械，这类练习很可能会给关节带去不必要的压力。设计良好的单关节训练器允许使用者在整个运动范围内不断地调整阻力，使肌肉在每一个增量中都得到适当的强化。当肌肉适当力竭时，其力量就会得到提高。

本章的其余部分分为两块内容：一是基于训练器的日常锻炼和练习，二是基于体重和阻力带的日常锻炼和练习。所有日常锻炼都融入了复合练习和单关节练习。除了这里介绍的练习，日常锻炼中还可以包含其他更多的练习。但使用这里介绍的练习可以帮助你提高身体的整体力量并保持终身。

对于训练器和自重训练都适用的第一个日常锻炼叫作基本六项锻炼。这是时间最短的日常锻炼，其第一部分旨在通过五项复合练习来强化身体所有的主要肌肉群。基本六项锻炼包括用腿推重物（腿部推举）、胸前推重物（胸部推举）、向胸前拉重物（坐姿划船）、从肩部向上推重物（肩部推举）、向胸下拉重物（下拉）五项复合练习和划船躯干—项单关节练习。基本六项锻炼以单关节练习（划船躯干）结束，目标是肩胛骨之间的背部重要肌肉，这些肌肉容易被忽视。即使你只进行基本六项锻炼，你的整体身体力量发生戏剧性的适应。

在接下来的所有描述中，我们使用了 ROM 这一术语，其是运动范围英文（Range Of Motion）的缩写。如果你忘记了它的含义，可以查看术语表。每个练习都附有显示目标肌肉的插图。练习的主要目标肌肉涂上了深灰色，次要肌肉涂上了浅灰色。照片标有"开始姿势"和"完全收缩"字样。"完全收缩"意味着在图示位置，目标肌肉已经完全收缩。

在开始任何训练（包括 MSTF 训练）之前，建议你咨询你的医生。

基于训练器的锻炼

基本六项锻炼

1. 腿部推举 ································· 104
2. 胸部推举 ································· 116
3. 坐姿划船 ································· 112
4. 肩部推举 ································· 118
5. 下拉 ······································ 110
6. 划船躯干 ································· 114

下半身和核心锻炼

1. 俯卧腿弯举 ·············· 108
2. 腿部伸展 ················· 106
3. 腿部推举 ················· 104
4. 髋关节内收 ·············· 128
5. 髋关节外展 ·············· 126
6. 髋关节伸展 ·············· 124
7. 腹部孤立训练 ············ 122
8. 核心躯干旋转 ············ 120

全身力量强化锻炼

1. 俯卧腿弯举 ·············· 108
2. 腿部伸展 ················· 106
3. 腿部推举 ················· 104
4. 胸部推举 ················· 116
5. 坐姿划船 ················· 112
6. 肩部推举 ················· 118
7. 下拉 ····················· 110
8. 腹部孤立训练 ············ 122
9. 髋关节外展 ·············· 126
10. 髋关节伸展 ············· 124

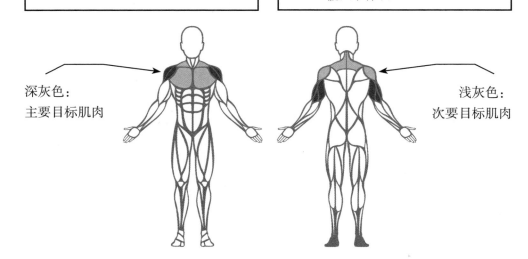

深灰色：
主要目标肌肉

浅灰色：
次要目标肌肉

腿部推举

目标肌肉

股四头肌，臀肌，腘绳肌。

练习类型

复合（多关节）练习。

需注意部位

膝关节，下背部。

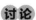 **讨论**

　　该练习可以锻炼髋关节以下的下半身所有大肌肉（即股四头肌、腘绳肌、臀肌和小腿）。如果你有膝盖或下背部问题，请注意下文相关提示！

技巧

1. 如果你的膝盖很健康，请调整座椅位置，让你的膝盖角度略小于 90 度。如果你的膝盖有问题，可以移动座椅靠背来增加膝盖角度，这样做也会缩小 ROM。

2. 确保你的下背部始终紧贴在靠背上。你的髋部应该抬高，这样你的臀部就不会接触到座位。这一点至关重要。如果你的姿势不正确，下背部可能受到伤害。

3. 双脚分开，大约与肩同宽，就像你站在地面上时通常所用的姿势。确保每一侧的脚、膝盖和髋部都在一条直线上，并在整组练习中保持对齐。不要让你的膝盖向内弯曲。

4. 保持肩部放松，头部始终处于中立位置，放松地握住手柄。花一点时间进入完全临在状态，然后开始挤压大腿肌肉，从你的脚跟而不是脚趾向踏板逐渐施加压力。这可以更好地锻炼后部肌肉，如腘绳肌和臀肌，还可以减少膝盖的压力。

5. 随着压力的增加，将踏板移动通过 ROM 的第一个 2 厘米应该需要几秒的时间。当到达 ROM 的顶部时，不要完全伸直你的腿，否则会锁定你的膝盖，这会导致压力通过骨骼传递，并让肌肉放松。

6. 在 ROM 顶部进行短暂停留，以打破任何势头，然后开始慢慢降低重物。在 ROM 的底部，不要完全放下重物。当重物下方有大约 5 毫米的间隙时，暂停片刻，然后再次推动重物。

7. 保持缓慢而受控的节奏，持续呼吸，并保持专注于体验。要特别注意你的肩部和颈部——它们应该保持放松，直到动作结束。你握手柄的力度不应太大，因为这可能导致锻炼过程中血压升高。

8. 随着强度的增加，确保下背部始终紧贴靠背，并且核心肌肉保持紧张。

9. 当你在保持良好姿势的情况下几乎无法将踏板推到 ROM 顶部时，尽可能缓慢地降低踏板。试着让最后的离心收缩阶段持续 30 秒。重物下降后，应确定无法以良好的姿势完成另一次重复。

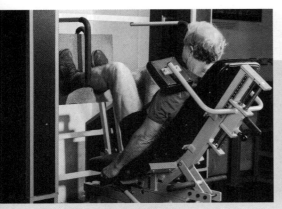
开始姿势

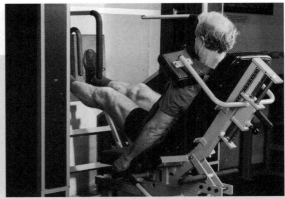
完全收缩

腿部伸展

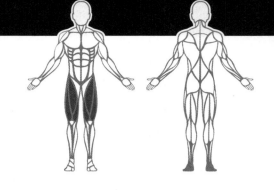

目标肌肉

股四头肌。

练习类型

单关节练习。

需注意部位

膝关节，下背部。

讨论

该练习孤立了大腿前部肌肉（即股直肌、股外侧肌、股内侧肌和股中间肌）。如果你的膝盖有问题，请注意下文相关提示。

技巧

1. 坐在训练器上，将小腿滑动到活动臂（训练器上你实际移动的部分）的后面。你的膝盖后部应该接触座椅，下背部由靠背牢牢支撑。

2. 系紧安全带（如果有的话）。这有助于保持髋部向下，髋部向下对该练习很重要。保持下背部平靠在靠背上，髋部推入座椅。这可以更好地孤立你的目标肌肉股四头肌；此外，还可以防止你拱起下背部，拱起下背部可能导致下背部紧绷。以开握方式握住手柄（拇指在其他手指旁边）也有助于保持髋部向下。不过，握住手柄的手不要握得太紧。

3. 花一点时间进入完全临在状态，然后开始挤压你的大腿前侧，慢慢地向活动臂施加压力，直到它开始缓慢而平稳地抬起。抬起活动臂，直到你的腿在 ROM 顶部时完全或几乎完全伸展。如果无法到达 ROM 顶部，请减轻重量并再试一次。

4. 在顶部暂停半秒，然后进入下降阶段。如果你的膝盖很健康，你可以降低重物，直到你的膝盖角度小于 90 度。如果你的膝盖有问题，请不要太大幅度地弯曲膝盖。

5. 在 ROM 底部进行短暂停顿。不要让配重片触底，这样肌肉就会持续处于负重状态。保持髋部向下，下背部紧贴在靠背上，肩部放松，头部保持中立。持续呼吸并维持现状。

6. 当你几乎无法到达整个 ROM 的顶部时，请在此处暂停，然后花大约 30 秒来降低重物。最后 15 秒左右你应该会感觉强度很大。即使在 ROM 底部也要保持下降是受控的。试着不发出任何声音地降低配重片。重物下降后，应确定无法以良好的姿势完成另一次重复。

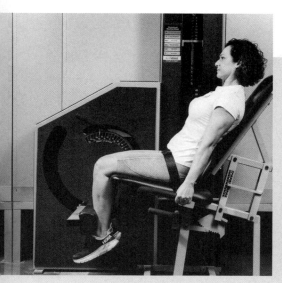

开始姿势   完全收缩

俯卧腿弯举

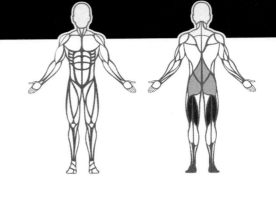

目标肌肉

腘绳肌。

练习类型

单关节练习。

需注意部位

下背部。

讨论

该练习孤立了腘绳肌（即股二头肌、半腱肌和半膜肌），腘绳肌是大腿后侧的肌肉，通常较弱。从较低的重量开始，并始终保持髋部向下，以避免背部紧绷。如果你在阻力很小的情况下也很难保持髋部向下，可以尝试静态保持——在 ROM 中途到达完美位置，保持此时的姿势，直到你可以清楚地感觉到你的腘绳肌。在做这个动态练习之前，先做几个星期的静态保持练习。如果无法在健身房中完成这个俯卧版本的腘绳肌弯举练习，请进行坐立版本的腘绳肌弯举练习。

技巧

1. 俯卧，将活动臂放在小腿肌肉的下部，使膝盖刚好超过长凳的边缘。这个位置在不同的器械上可能有所不同。当活动臂在运动过程中没有在小腿上上下滑动时，你在长凳上的位置是正确的。如果活动臂在运动过程中在小腿上上下滑动，请调整你在长凳上的位置。在整个练习过程中保持勾起脚趾。这可以确保小腿肌肉保持伸展且没有提供帮助，从而更好地孤立腘绳肌。

2. 在整个练习过程中，以开握方式放松地握住手柄，保持肩部和颈部放松，髋部紧贴（"粘"）在长凳上。这一点非常重要。如果你的髋部向上，这意味着：（1）你在用你的臀肌（臀部）进行补偿；（2）可能会给你的下背部造成压力，这很危险！

3. 花一点时间进入完全临在状态，然后开始缓慢而平稳地抬起活动臂，直到你的腿在到达 ROM 顶部时完全弯曲。你可能会感到腘绳肌轻微疼挛，这意味着你的肌肉已经完全收缩。短暂停顿，然后开始耐心地放下活动臂，直到你的腿在到达ROM底部时完全伸展；但是不要让配重片触底，这样肌肉就能保持负重状态。短暂停顿，然后再次开始提升活动臂。

4. 随着强度的增加，注意不要通过使用臀肌抬起髋部进行补偿。这会让目标肌肉腘绳肌处于放松状态，还会拱起下背部，拱起下背部可能导致下背部紧绷。如果你开始感到下背部紧绷，请立即终止这组练习。

5. 当你几乎无法在保持完美姿势的情况下到达ROM顶部时，暂停一下，然后花大约30秒的时间来降低重物。控制来自腘绳肌的阻力，同时保持身体其余部位"放松"。重物下降后，应确定无法以良好的姿势完成另一次重复（到达力竭状态）。

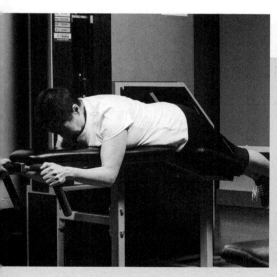

开始姿势

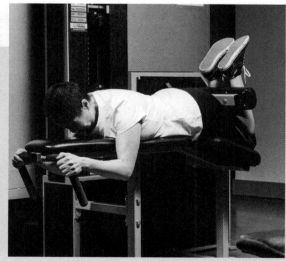

完全收缩

下拉

目标肌肉

中、上背部肌肉，肩部后方肌肉，手臂肌肉。

练习类型

复合（多关节）练习。

需注意部位

肘关节，颈部。

讨论

　　该练习的目标是肩袖的较小肩胛肌肉和中、上背部肌肉（即背阔肌、中斜方肌和菱形肌）。该练习还可以锻炼肱二头肌和前臂。如果你有下背部问题，这是一个很好的练习，因为它可以伸展你的脊柱（给脊柱减压），还有助于抵消我们久坐不动的生活方式对姿势的影响。如果你感觉到肘部疼痛或肘部被"锁定"，可以只在 ROM 底部完成这个练习，不要让你的肘部高于你的下颌。一旦疼痛消失，你可以增加 ROM。你还可以尝试过头握或对握的方式（如果你的训练器有这个选项）。如果这个练习对你的颈部造成压迫，请将 ROM 限制在中等范围内，同时让上斜方肌保持"放松"状态。

技巧

1. 调节座椅高度，以便在你抓住手柄时，你的背部可以完全伸展。以开握方式放松地握住手柄，双手与肩同宽，手掌向内。在充分刺激背部目标肌肉之前，握力太大会升高你的血压，并过度刺激前臂和肱二头肌。

2. 在 ROM 的顶部，放松，体验椎骨的伸展。花一点时间进入完全临在状态，然后开始压低和后缩肩胛骨，肘部保持伸直。这有助于激活肩袖的较小肌肉。稍微拱起你的下背部有助于你感觉到背阔肌。

3. 在精神上把手柄和背部肌肉连接起来（挤压背阔肌，后缩肩胛骨），让那些肌肉发力拉下手柄，而不是你的手臂。让手柄在 ROM 底部接触到你的下胸部（如果可能的话）。此时，你的背部应该完全参与到动作中，你的胸部应该高高挺起。

4. 挤压你的上背部半秒，然后慢慢地让手柄升起，保持肩胛骨下压和回缩，背部略微拱起，肘部向内收拢。当肘部略低于下颌时，你应该能最清楚地感觉到你的背阔肌。当肘部到达你的前额时，开始放松你的肩胛骨，直至到达开始做这组练习时的伸展位置。

5. 再次开始缓慢下降之前，稍作停顿，专注于动作，保持肩胛骨下压和后缩，下背部略微拱起，让目标背部肌肉参与，尤其是在你从伸展阶段过渡到下降阶段时。在完成整组练习之前，不要让重物处于静止状态。

6. 一旦你的上背部肌肉几乎无法到达 ROM 的底部，花大约 30 秒的时间让活动臂抬起，同时保持完美的姿势。活动臂抬起后，应确定无法以良好的姿势完成另一次重复。

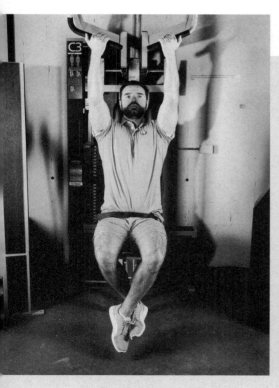 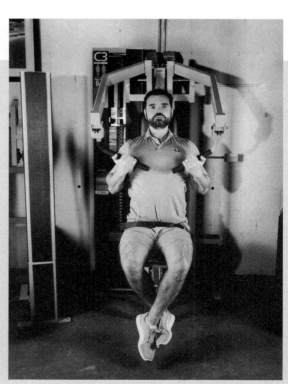

开始姿势 完全收缩

目标肌肉

中、上背部肌肉，肩部后方肌肉，手臂肌肉。

练习类型

复合（多关节）练习。

需注意部位

颈部，肘关节。

讨论

    该复合练习的目标是你的中/上背部的肌肉（即背阔肌、中斜方肌和菱形肌），以及肩部和手臂后部的肌肉（即肱二头肌和肱三头肌）。该练习还有助于抵消久坐不动的生活方式对姿势的影响。"肌肉第一，动作第二"的训练原则在这里至关重要。如果你不熟悉该练习，可以从较轻的重量开始，先不要考虑肌肉力竭的问题，直到你可以用背部而不是手臂抬起重物。然后你会发现，你不需要使用太多的重量就能锻炼到你的背部肌肉并让它们疲劳。如果你发现颈部变得紧绷，可以试着通过保持肩部向下和不要将肘部下拉得太低来放松你的上斜方肌。

技巧

1. 以开握方式放松地握住手柄。太用力握住手柄会提高你的血压，过度刺激前臂和肱二头肌，而不是背部。

2. 花一点时间进入完全临在状态，感受伸展；然后，保持肘部向内，轻轻向下推手柄，然后稍微向后拉手柄。你应该感觉到背部的背阔肌很快就参与到该动作中。挤压背阔肌是让手柄运动的原因。绕过手臂，将背部肌肉与手柄"联系"起来。如果你动作太快，很可能会过度使用手臂。当我们通过挤压背部用力时，动作往往会变慢。

3. 保持直立姿势。向后倾斜会让你通过躯干上半部用力来对抗阻力，"欺骗"背部的目标肌肉，并过度使用手臂。如果你的训练器配有胸垫，请在整组练习中将胸部靠在胸垫上。

4. 在 ROM 的前三分之二过程中，通过向下和向后拉手柄（就像你使用滑雪杖一样），不断挤压背阔肌；然后重点后缩肩胛骨。试着想象你的手臂上没有肌肉，只能用背部发力来移动手柄。如果肘部后移过多，远远超过背部，那你可能在过度使用你的手臂。

5. 一旦你感觉到你的背部在 ROM 的顶部完全收缩，暂停片刻，然后下降重物，保持肩部向后，向地板方向拉肘部。你应该注意到，你在通过背阔肌和背部中央肌肉控制动作。

6. 一旦你的手臂已经向前移动了 ROM 的三分之二，让你的肩部向前滚动到这组练习开始时的伸展位置。稍作停顿，然后开始下一次重复，并保持完全临在状态。

7. 一旦你的中、上背部的肌肉几乎无法将手柄完全拉回，则需要花大约 30 秒的时间来下降重物。重物下降后，应确定无法以良好的姿势完成另一次重复。

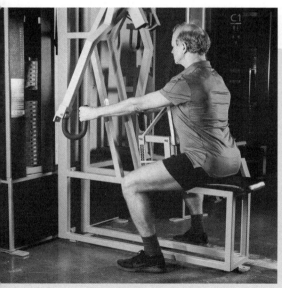

开始姿势

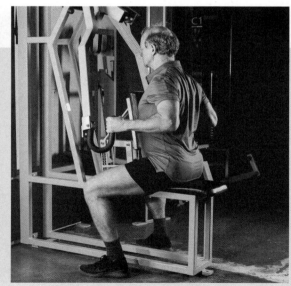

完全收缩

划船躯干

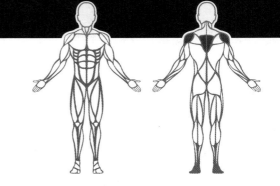

目标肌肉

躯干后、上部肌肉。

练习类型

单关节练习。

需注意部位

颈部。

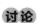 **讨论**

　　衰老、久坐不动的生活方式和频繁使用手机等综合因素往往会损害我们使用菱形肌（肩胛骨之间的肌肉）的能力。当菱形肌变弱时，姿势、颈部和肩袖就会出现问题。如果你在本练习中没有感到使用了菱形肌，可以从很轻的重量开始练习，在你能清楚地感觉到菱形肌的使用前，不要再增加配重片。如果你有颈部问题，该练习可能会过度刺激你的上斜方肌，并导致颈部紧绷。在这种情况下，要确定姿势标准，采用较轻的重量。该练习还可以锻炼后三角肌和中斜方肌。

技巧

1. 调整训练器，使你的肩袖与训练器的旋转轴对齐。当你坐在训练器里的时候，你肩部的高度应该等于或高于肘部的高度。在第一次尝试这个练习时，让你的肩部更高而不是更低，因为这样做更容易用到菱形肌，而不会过度刺激上斜方肌，进而对颈部施加太大的压力。

2. 坐直身体，收紧核心肌肉，让肩部在耳朵后面，肘部弯曲 90 度（或伸直，取决于训练器），双手交叠，胸部朝向前方，手臂在身体前面且与地面平行或几乎平行。在整个练习过程中都保持这个身体姿势。

3. 花一点时间进入完全临在状态，然后慢慢地将肘部从中间分开，直到你的肩胛骨在 ROM 顶部完全挤压在一起。保持肩部向下，上斜方肌放松。想象晨间常用的伸展姿势。保持该姿势片刻。

4. 保持标准的姿势，以可控的节奏再次缓慢地向后移动重物。在每次重复中，在 ROM 的底部，双手交替重叠（先将右手放在上面，再将左手放在上面）。每次到达 ROM 底部时暂停半秒，但在完成整组练习之前，不要让重物处于静止状态。

5. 一旦你几乎无法以良好姿势完成一次重复，则需要花大约 30 秒的时间慢慢地、有意识地降低重物。重物下降后，应确定无法以良好的姿势完成另一次重复。

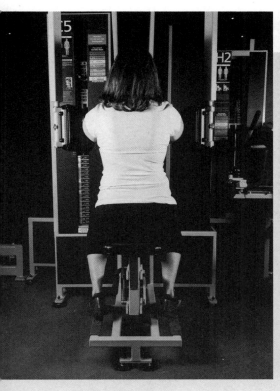

开始姿势

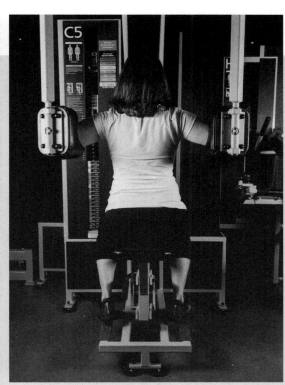

完全收缩

胸部推举

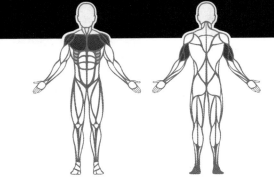

目标肌肉

躯干前、上部肌肉。

练习类型

复合（多关节）练习。

需注意部位

肩袖。

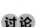 **讨论**

这个复合练习的目标是躯干前、上部肌肉（即胸肌、肱三头肌、前三角肌和前锯肌）。如果你很难保持肩部向下，你稳定肩袖的肌肉可能已经变弱。在这种情况下，可以采用较轻的重量。

技巧

1. 调整座椅，使得在 ROM 底部，你的手位于你的下胸部附近。调整靠背，让你感觉到在 ROM 底部时胸肌（胸部）有轻微的牵拉感。以开握方式垂直握住手柄的下部。也可以水平握住手柄，但是垂直握住手柄可以更好地孤立胸肌。

2. 下背部微微拱起，肩部下压，然后抬起肘部，直到它们与地面成 45 度角。在整组练习中都保持这个角度。如果随着强度的增加，你的一侧肘部倾向于下落，而肩部开始上升，这表明你身体那一侧的肩袖可能变弱了。采用较轻的重量并纠正姿势。永远不要在姿势上妥协！

3. 开始你的这组练习时，花一点时间进入完全临在状态，然后开始向内挤压你的手臂并向前推动手柄，重点是向内挤压，这可以帮助你感觉到你的胸肌。尤其是在 ROM 顶部，想象你正在胸肌之间挤压一支铅笔。在 ROM 顶部稍作停顿。

4. 开始降低重物，但在前 2 次重复中，不要让手臂在 ROM 底部后退太远，以便预热肩袖。只需感到肩部有轻微的牵拉感即可。在随后的重复中，你可以更进一步拉伸，但要避免给肩袖施加太大的压力。始终在 ROM 底部停顿半秒。在完成整组练习之前，不要让重物处于静止状态。

5. 记得保持正确的姿势、肩部位置和肘部位置，以缓慢而有控制的节奏完成练习，并始终保持面部和颈部放松。

6. 一旦你几乎无法在保持良好姿势的情况下将重物举到 ROM 的顶部，则需要花大约 30 秒的时间来降低重物。在最后 15 秒左右，当你的肌肉快要力竭时，不要破坏你的姿势。重物下降后，应确定无法以良好的姿势完成另一次重复。

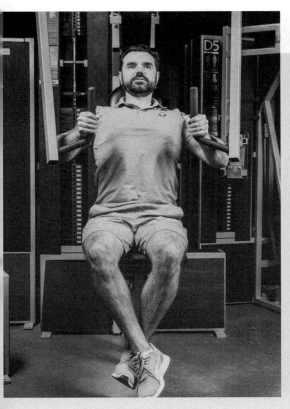

开始姿势

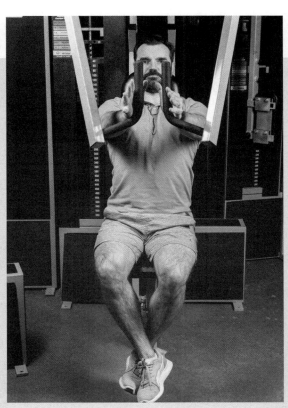

完全收缩

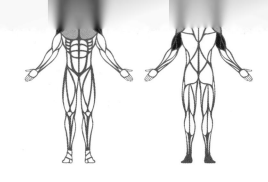

目标肌肉

肩部肌肉，手臂肌肉。

练习类型

复合（多关节）练习。

需注意部位

下背部，肩袖。

讨论

这个复合练习针对的是躯干前、上部肌肉，尤其是肩部肌肉（即前三角肌和中三角肌、上胸肌和肱三头肌）。该练习还会在较小的程度上影响前锯肌。进行此练习时，注意不要拱起下背部，以免拉伤下背部。

技巧

1. 调整座椅高度，确保手在起始位置大致与肩部齐平。对于肩袖有问题的人，起始位置可以稍高于肩部几厘米。髋部向后，双腿交叉，双手自然放在躯干前，以对握方式握住手柄。

2. 在练习中，即便强度较高，也要避免下背部拱起。在整个练习中，保持核心肌肉收紧，下背部挺直。下背拱起可能导致下背部拉伤。你应该只感觉到肩部和肱三头肌参与其中。

3. 花时间进入完全临在状态，然后以平稳且有控制的速度缓慢开始动作，持续呼吸。在 ROM 的顶部，不要耸肩或完全伸直手臂。稍作停顿，然后降低重物，直至重物几乎触底，再次停顿，然后重新开始。要留意颈部肌肉，因为我们往往会过度使用上斜方肌，导致颈部紧绷。始终保持面部和颈部放松，专注于动作本身。

4. 一旦你几乎无法在保持良好姿势的情况下到达 ROM 的顶部，就需要花约 30 秒的时间降低重物。在最后 15 秒左右，当你的肌肉快要达到肌肉力竭时，不要破坏你的姿势。重物下降后，应确定无法以良好的姿势完成另一次重复。

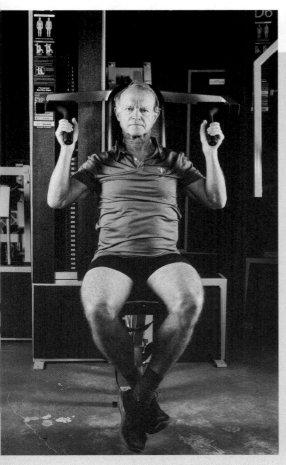

开始姿势

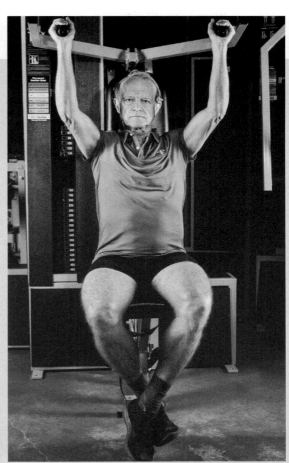

完全收缩

核心躯干旋转

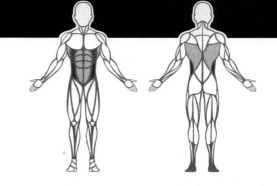

目标肌肉

躯干肌肉。

练习类型

复合（多关节）练习。

需注意部位

下背部。

 讨论

这个多关节练习可以加强腹内斜肌、腹外斜肌、腹横肌、腰大肌和腰方肌，为下背部提供稳定性。对于患有退行性椎间盘疾病的人，可能会因腰椎间盘在练习期间受到剪切力而感到下背部紧绷。在这种情况下，请尝试减小 ROM。这个练习对于患有脊柱侧弯的人也很有帮助，因为他们常常面临左右侧力量不平衡的情况。在这种情况下，可以先训练较弱的一侧，然后用相同的负荷时间来训练较强的一侧。你所在的健身房可能有这个练习的不同版本，但关键的提示应该是相似的。

技巧

1. 坐在座椅上。调整踏板，使膝盖略高于髋部。调整膝盖固定装置，确保其位于膝盖前部的上方。在向后推髋部的同时，旋转膝盖固定装置，使你自己被固定在座位上。

2. 保持身体挺直，肩胛骨平放在靠背上，手臂自然缠绕在臂垫上，但保持放松状态。降低重物，让自己在一侧（左侧或右侧）达到最大 ROM（可以每周轮流选择不同的一侧开始）。花时间进入完全临在状态，然后开始移动重物。

3. 想象这些配重片粘在一起，从核心肌肉开始，缓慢而平稳地进行运动。移动重物 2 厘米左右应该需要几秒的时间。在其余的重复中，保持同样缓慢和有控制的速度——确保腿、臂和肩保持放松。在 ROM 的顶部和底部稍作停顿，不要让配重片停止移动，这样肌肉就能一直处于负重状态。

4. 一旦你几乎无法在保持良好姿势的情况下到达 ROM 的顶部，则需要花大约 30 秒的时间降低重物。在最后 15 秒左右，当肌肉接近力竭时，仍然保持完全临在状态和完美姿势。重物下降后，应确定无法以良好的姿势完成另一次重复。

5. 切换到另一侧重复相同的动作。在切换到另一侧时，通常可以转动膝盖固定装置几圈。

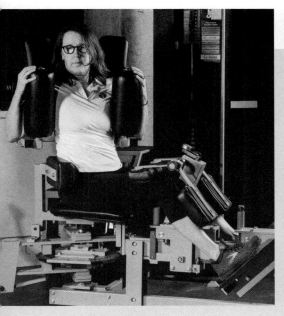 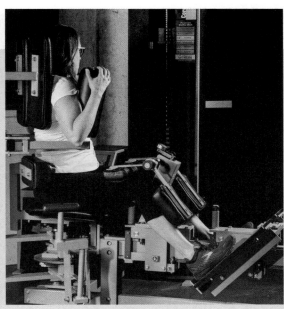

开始姿势　　　　　　　　　　　　　　　　　　完全收缩

腹部孤立训练

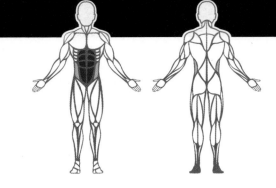

目标肌肉

躯干肌肉。

练习类型

复合（多关节）练习。

需注意部位

下背部，颈部。

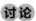 **讨论**

这个练习可以孤立腹直肌，同时训练腹内、外斜肌。为了避免下背部拉伤，请确保腰椎得到靠背的良好支撑，同时确保腹部始终保持完全激活状态。为了避免颈部拉伤，请确保颈部放松。你可能会在当地的健身房找到这个练习的不同版本，但关键的提示应该是非常相似的。

技巧

1. 坐下，将臀部置于座位的前半部分。这样可以增加激活髋屈肌的难度，更好地孤立腹部肌肉。脚放在踏板中间并进行相应的调整，使膝盖略高于髋部。

2. 放下活动臂，将其放在肘部后方（而不是腋下），肘部弯曲 90 度。花时间进入完全临在状态，然后收紧腹部，缩短肋骨和髋部之间的距离。不要通过将上半身靠在活动臂上来运动，而是通过挤压腹部来运动。移动第一个 2 厘米大约需要几秒的时间。

3. 腰椎关节应始终紧贴在靠背上。腹肌的作用是弯曲腰椎，所以旋转轴应该在脊椎中间。如果旋转轴在髋部，那么你正在用髋屈肌代偿，这会对下背部造成压力。放松双腿有助于防止髋部旋转。不要将双脚按压在踏板上。

4. 保持缓慢而有控制的速度，在 ROM 的顶部和底部稍作停顿。不要让配重片处于静止状态，这样你的肌肉就会一直处于负重状态。在整个练习中保持腹肌收紧，因为松弛的腹肌可能导致力量转移到下背部。

5. 一旦你几乎无法在保持良好姿势的情况下抬起重物，就需要花大约 30 秒的时间降低重物。在最后 15 秒左右，当肌肉接近力竭时，保持临在状态，并保持完美的姿势。重物下降后，应确定无法以良好的姿势完成另一次重复。

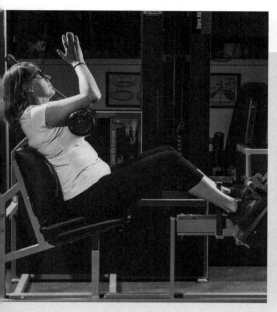

开始姿势

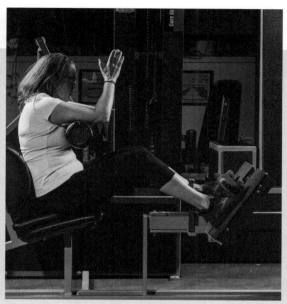

完全收缩

髋关节伸展

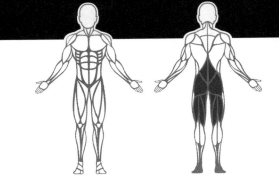

目标肌肉

臀肌，腘绳肌，下背部肌肉。

练习类型

复合（多关节）练习。

需注意部位

下背部。

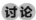 **讨论**

这个练习的目标是下半身的后部肌肉，如臀肌（臀部区域）、腘绳肌和背部的竖脊肌。这是一种有效的练习，可以帮助抵消长时间坐着的影响。该练习还有助于增强你在没有帮助的情况下从地板或椅子上站起来所使用的肌肉。如果你的下背部有问题，不要在 ROM 顶部过度伸展下背部。你可能会在当地的健身房找到该练习的不同版本，但关键的提示应该是相似的。

技巧

1. 将自己置于训练器中，以开握方式握住手柄，双臂呈 90 度角。想象一个旋转轴正穿过你髋部的中心，花时间进入完全临在状态。然后紧缩臀肌，开始慢慢向前推动髋部，同时向后推动双腿。想象髋部围绕旋转轴旋转。在感到舒适的情况下，将髋部尽量向前推，但不要过度伸展下背部。

2. 在 ROM 的顶部停顿半秒，挤压臀肌，然后开始降低重物。确保动作缓慢而有控制，保持呼吸畅通，保持临在状态并保持肩部和面部放松。在 ROM 的底部停顿半秒，不要让配重片触底，这样肌肉就能一直处于负重状态。

3. 一旦你几乎无法在保持良好姿势的情况下抬起重物，就需要花大约 30 秒的时间降低重物。在最后 15 秒左右，当肌肉接近力竭时，保持专注状态，确保完美姿势。重物下降后，应确定无法以良好的姿势完成另一次重复。

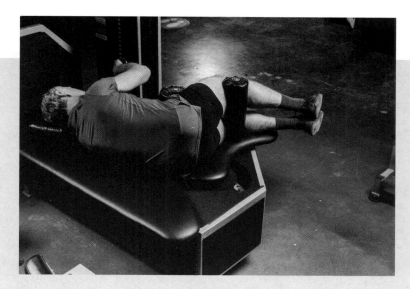

开始姿势

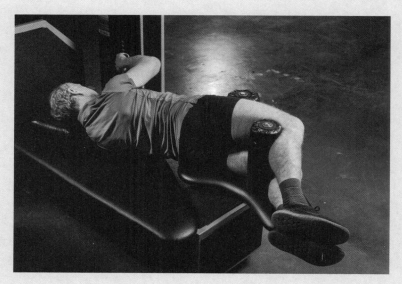

完全收缩

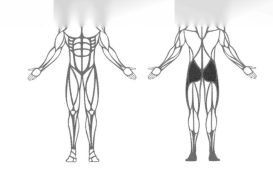

目标肌肉

髋外展肌群。

练习类型

单关节练习。

需注意部位

下背部。

讨论

这个练习可以孤立臀部肌肉。根据训练器的不同，你可以调整靠背来锻炼不同的肌肉。如果靠背较低（接近水平），你将更多锻炼臀小肌。如果靠背在 45 度左右，你会更多锻炼臀中肌；如果靠背直立，你主要锻炼的是臀大肌。这是一个很好的练习，可以为我们的膝盖提供稳定性；因此，这个练习对参与涉及侧向移动的体育活动的人特别有效，比如篮球、网球、足球或曲棍球等。

技巧

1. 下背部紧贴靠背坐着，以开握方式放松地握住手柄。花一点时间进入完全临在状态，然后慢慢向外展开你的双腿，让它们尽可能地张开。你可能会感到臀肌有轻微痉挛，这意味着这些肌肉已经完全收缩。

2. 在 ROM 的顶部暂停半秒，然后慢慢降低重物，保持动作缓慢且有控制，保持连续呼吸。在 ROM 底部暂停半秒。不要让配重片触底，这会让你的肌肉一直处于负重状态。

3. 在进行几次重复后，你应该明显感觉到你正在使用臀肌对抗阻力。确保下背部紧贴在靠背上，肩部和面部处于放松状态，因为这将有助于你更好地专注于目标肌肉臀肌。

4. 一旦你几乎无法在保持良好姿势的情况下到达 ROM 的顶部，则需要花大约 30 秒的时间来降低重物。在接近肌肉力竭的最后 15 秒左右，保持临在状态，并保持完美的姿势。重物下降后，应确定无法以良好的姿势完成另一次重复。

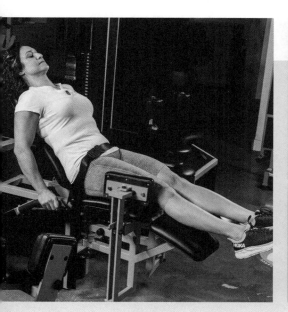

开始姿势　　　　　　　　　　　　　　　　　　完全收缩

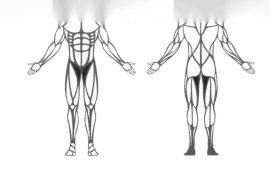

目标肌肉

髋内收肌群。

练习类型

单关节练习。

需注意部位

膝关节。

该练习可以孤立髋内收肌（即股薄肌、闭孔外肌、短内收肌、长内收肌和大内收肌）。该练习非常适合参与涉及侧向移动的体育活动的人，比如篮球、网球、足球或曲棍球。

技巧

1. 下背部紧贴靠背坐着，花一点时间进入完全临在状态。然后把你的双腿放在训练器的活动臂上，在 ROM 的底部时，让双腿在重物的作用下处于打开且略微伸展的位置。使用大腿内侧肌肉，开始向内移动膝盖。

2. 如果你有小腿支撑垫，如图所示，请勿从小腿开始推动双腿。你应该只使用大腿内侧的肌肉。随着该组练习的强度增加，可能会有使用小腿代偿的趋势，使大腿内侧目标肌肉的压力减小，并给膝盖施加压力。如果你保持双腿伸直并弯曲脚趾，这将有助于放松你的小腿肌肉（此提示可能仅适用于某些器械）。

3. 在 ROM 的顶部，试着让两侧膝盖接触，并在此位置稍作停留，然后再次打开双腿。确保动作缓慢且有控制。在 ROM 底部暂停半秒，不要让配重片触底，并感觉到肌肉有轻微的牵拉感。

4. 保持对体验的专注，始终让肩部和面部处于放松状态，让你的呼吸自由流动。

5. 一旦你几乎无法在保持良好姿势的情况下抬起重物，则需要花大约 30 秒的时间来降低阻碍物。在最后 15 秒左右，当你快要达到肌肉力竭时，不要破坏你的姿势。重物下降后，应确定无法以良好的姿势完成另一次重复。

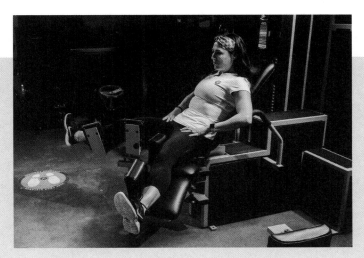

开始姿势

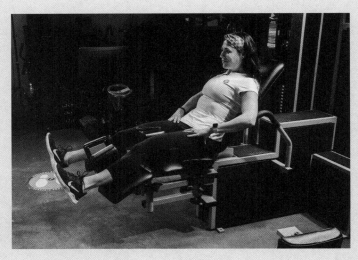

完全收缩

自重 / 阻力带锻炼

有一种误解，那就是自重练习明显不如基于训练器的练习。安德瑞在新冠大流行期间与他的客户对此进行了测试。他发现，在离开 NET 健身房 8~9 个月后，那些几乎一直在家和他一起进行自重锻炼的客户能够回到健身房，使用与 8~9 个月前完全相同的重量在训练器上进行训练，就好像他们从未离开过健身房一样。许多人告诉安德瑞，自重练习感觉比基于训练器的练习强度更高。相比之下，没有进行自重锻炼的客户在回到健身房时明显变弱。

以下是你几乎可以随时随地进行的三组日常锻炼，它们可以提高和保持你的整体力量。与基于训练器的练习一样，基本六项锻炼是最短的日常锻炼，旨在通过五种复合练习和一种单关节练习来加强身体的所有主要肌肉群。

基本六项锻炼

1. 自重深蹲 ··· 132
2. 标准 / 上斜俯卧撑 ································· 146/148
3. 阻力带坐姿划船 ··································· 154
4. 阻力带肩部推举 ··································· 150
5. 可选择：
   引体向上 ··· 162
   仅离心收缩引体向上 ····························· 164
   阻力带下拉 ··· 158
6. 阻力带菱形肌挤压 ······························· 160

下半身和核心锻炼

1. 靠墙静蹲 ··· 134
2. 自重深蹲 ··· 132
3. 臀桥（双腿） ······································· 135
4. 核心侧平板支撑 ··································· 142
5. 核心平板支撑 ······································· 141
6. 自重腹部紧缩 ······································· 139
7. 腰椎伸展 ··· 144

全身力量强化锻炼

1. 靠墙静蹲 ·· 134

2. 臀桥（单腿） ·· 137

3. 核心平板支撑 ·· 141

4. 自重腹部紧缩 ·· 139

5. 标准 / 上斜俯卧撑 ·· 146/148

6. 阻力带俯身划船 ·· 156

7. 可选择：

　　引体向上 ·· 162

　　仅离心收缩引体向上 ··· 164

　　阻力带下拉 ·· 158

8. 阻力带侧肩抬高 ·· 152

9. 阻力带肩部推举 ·· 150

10.阻力带菱形肌挤压 ··· 160

自重深蹲

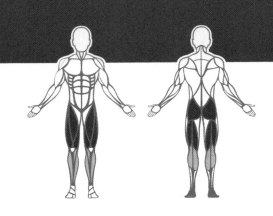

目标肌肉

腿部肌肉，臀肌。

练习类型

复合（多关节）练习。

需注意部位

膝关节，下背部。

讨论

该练习可以锻炼髋部以下的下半身所有大肌肉（即股四头肌、腘绳肌、臀肌和小腿肌肉）。如果你有膝盖或下背部问题，请注意下面的相关提示。

技巧

1. 找一个你可以用双手抓住的齐腰高的固定物体。你也可以站在门框中间进行此练习。无论你握住的是什么，都要轻轻握住并靠近它，以便在练习中保持正确的姿势。固定物体只是帮助你保持平衡，而不是为你提供支撑。

2. 脚跟放在地板上，保持脚趾放松。花一点时间进入完全临在状态，然后身体开始慢慢下沉。躯干一直保持直立，这比看起来要难一些。但在这个练习中，身体前倾会导致锻炼的不是目标肌肉，使动作更容易完成，同时还会对下背部施加压力。所以在身体下降的时候，膝盖不应该在脚趾的前面。

3. 到达 ROM 底部大约需要 10 秒的时间。如果你的膝盖非常健康，请继续让身体下沉，直到你的膝关节弯曲超过 90 度。如果膝盖感到酸痛，只需在你膝盖不会感到疼痛的范围内运动即可。在 ROM 底部暂停半秒，然后用脚跟向下推，开始慢慢向上抬起身体，保持平稳且有控制的节奏，并保持完全临在状态。我们的目标是花大约 10 秒的时间到达 ROM 的顶部。

4. 身体不要抬得太高，以致你的膝盖完全伸直，或处于"锁定"状态。如果你这样做，肌肉张力会"消失"，锻炼将失去效果。即使在 ROM 的顶部，你也应该清楚地感觉到你的大腿肌肉在工作。在 ROM 的顶部停留半秒，然后再次下降身体。随着强度的增加，请注意你的姿势。绝对不要在练习过程中牺牲你的姿势！

5. 一旦你几乎无法到达 ROM 的顶部，则需要花大约 30 秒的时间来降低你的身体。在下降过程中，正接近肌肉力竭时，不要破坏你的姿势。在到达 ROM 的底部时，应确定完成另一次重复是不可能的。

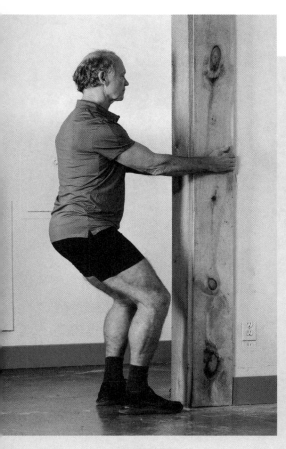

开始姿势

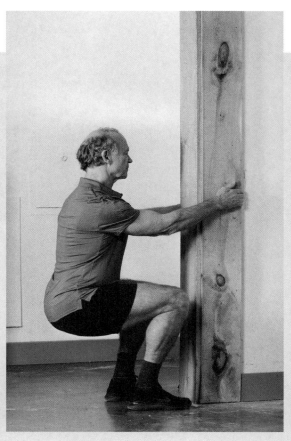

完全收缩

靠墙静蹲

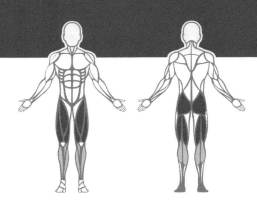

目标肌肉

腿部肌肉，臀肌。

练习类型

复合（多关节；静态保持）练习

需注意部位

膝关节。

讨论

该练习可以锻炼下半身所有的大肌肉，主要是股四头肌，其次是臀肌、腘绳肌和小腿肌肉。如果你的膝盖有问题，则不必使膝关节弯曲 90 度；保持膝盖无疼痛感的姿势。如果深蹲会引发膝盖不适，那么此练习是一个不错的选择。

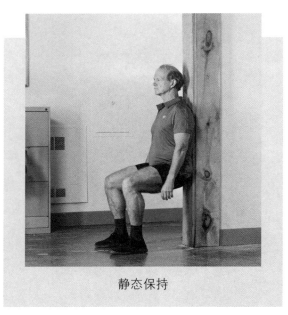

静态保持

技巧

1. 找一个可以倚靠的垂直表面（例如，一面墙）。双脚分开，与肩同宽，距离墙壁约 30 厘米。确保你的脚不会在地板上滑动。你可以光脚做此练习，也可以穿抓地力较好的鞋子。

2. 花一点时间进入完全临在状态，然后靠在支撑物上，让整个躯干紧贴在支撑物上，然后降低你的身体，使大腿和小腿成约 90 度角。保持肩部放松，持续呼吸。

3. 尽可能长时间地保持这个姿势，直到你的双腿再也支撑不住，你只能瘫倒在地板上。

4. 记下你保持背靠墙直角坐姿势的时间，下次试着保持更长的时间。

5. 当你变得更强壮时，可以将你的身体再降低 2 厘米左右，并在此高度保持住，这会让练习更具挑战性。

臀桥（双腿）

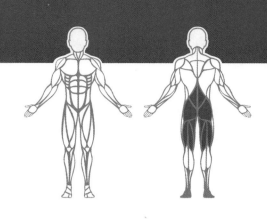

目标肌肉

臀肌，腘绳肌，下背部肌肉。

练习类型

复合（多关节）练习。

需注意部位

下背部。

讨论

　　该练习的目标是下半身的后部肌肉，例如臀肌（臀部区域）、腘绳肌和背部竖脊肌。这是一种可以抵消久坐影响的有效练习。该练习还有助于增强你在没有帮助的情况下从地板或椅子上站起来时所用的肌肉。如果你的下背部有问题，不要在 ROM 的顶部过度伸展你的下背部。

技巧

1. 躺在地板上，双脚放在高度与咖啡桌或椅子差不多的稳定表面上。你的膝盖应该弯曲约 90 度。花一点时间进入完全临在状态。

2. 将手臂放在躯干旁边的地板上，开始将臀部抬向天花板，直到无法再抬高它。在 ROM 的顶部，挤压臀肌并保持半秒。

3. 缓慢、平稳地降低臀部，但不要让它与地板接触。在 ROM 的底部，臀部与地板之间保持 2 厘米左右的间隙。暂停半秒，持续呼吸，并保持临在状态。

4. 一旦你几乎无法在保持良好姿势的情况下抬起臀部，请在 ROM 的顶部进行大约 30 秒的静态保持，同时尽可能用力挤压你的臀肌。想象你正在全力以赴地向终点线进行最后冲刺，根本不需要调整自己的速度！然后逐渐将臀部降低至地板上。臀部下降后，应确定以良好的姿势完成另一次重复是不可能的。

5. 为了让这个练习更有挑战性，你可以在臀部区域放置一个重物。

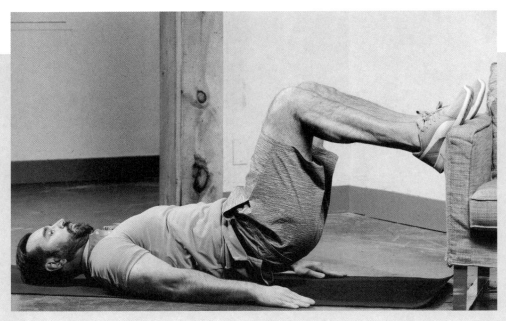

开始姿势

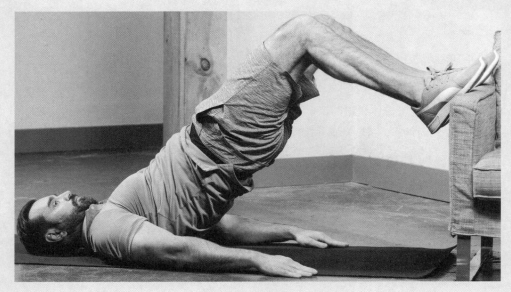

完全收缩

臀桥（单腿）

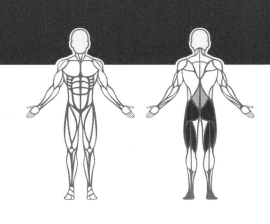

目标肌肉

腘绳肌，臀肌，下背部肌肉。

练习类型

复合（多关节）练习。

需注意部位

下背部。

讨论

该练习的目标是下半身的后部肌肉，如腘绳肌、臀肌（臀部区域）和背部竖脊肌。相较于双腿版本，单腿版本可以让你更直接地锻炼腘绳肌和臀中肌。这是一种抵消久坐影响的有效练习。该练习还有助于增强你在无人帮助的情况下从地板或椅子上站起来所用的肌肉。如果你的下背部有问题，请不要在 ROM 的顶部过度伸展你的下背部。

技巧

1. 躺在地板上，双脚放在高度与咖啡桌或椅子差不多的稳定表面上。你的膝盖应该弯曲约 90 度。花一点时间进入完全临在状态。

2. 将手臂放在躯干旁边的地板上，将一条腿抬离地面，用另一条腿将你的臀部抬向天花板，直到无法再抬高它。在 ROM 的顶部，你应该会感觉到支撑腿的腘绳肌发生痉挛。这意味着肌肉已完全收缩。挤压你的臀肌并保持半秒。

3. 缓慢、平稳地降低臀部，但不要让它与地板接触。在 ROM 的底部，臀部与地板之间应保持 2 厘米左右的间隙；暂停半秒，然后再次抬起臀部，持续呼吸，并保持临在状态。

4. 一旦你几乎无法在保持良好姿势的情况下将臀部抬高到 ROM 的顶部，请在 ROM 的顶部进行大约 30 秒的静态保持，同时尽可能用力挤压你的臀肌和腘绳肌。想象你正在全力以赴地向终点线进行最后冲刺，根本不需要调整自己的速度！然后逐渐将臀部降低至地板上。臀部下降后，应确定以良好的姿势完成另一次重复练习是不可能的。

5. 换一条腿重复此练习。为了让这个练习更有挑战性，你可以在臀部区域放置一个重物。

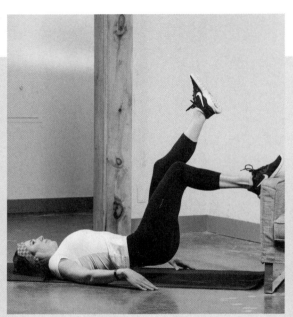

开始姿势

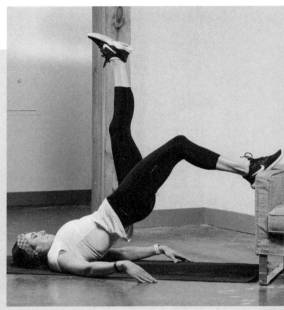

完全收缩

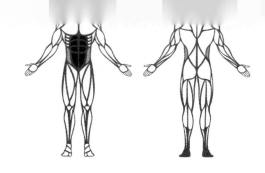

目标肌肉

躯干肌肉。

练习类型

复合（多关节）练习。

需注意部位

下背部，颈部。

讨论

该练习可以孤立你的腹直肌，还可以训练腹内、外斜肌。保持颈部放松（避免拉伤）并确保腰椎得到地板的良好支撑很重要。同样，你的腹部肌肉应该在整组练习中一直处于参与状态，以避免拉伤你的下背部。为了进一步支撑腰部区域并增加目标腹肌的ROM，你可能需要购买一个支撑垫，如本书后面的资源页面中所列。

技巧

1. 仰卧，膝盖弯曲，放松膝盖，保持开放姿势。这将通过使髋屈肌更难参与腹肌活动来孤立腹肌。如果使用支撑垫，腰椎会感觉受到良好的支撑。你可以选择将手放在不同的位置：躯干旁边、胸部或颈部后面。许多人更喜欢将手放在颈部后面，因为这样做可以在练习的过程中为颈部提供支撑。

2. 你的下背部应该一直紧贴在地板或支撑垫上！腹肌的功能是弯曲你的腰椎，所以旋转轴应该在你腰椎的中间。如果旋转轴在你的髋部，这表明你正在用髋屈肌进行补偿，这会给你的下背部施加压力。

3. 让自己处于完全临在状态，然后开始挤压腹部，将腰椎压向地板，髋部略微向后倾斜，肩部抬离地板。缩短肋骨和髋部之间的距离。整个ROM是一个较小的范围，只有30度左右。保持缓慢且有控制的节奏，在ROM的顶部，你会感觉到腹肌受到良好的挤压。暂停半秒，然后开始降低肩部。

4. 在ROM的底部，不要让你的肩部靠在地板上。你的肩胛骨和地板之间应保持2

厘米左右的间隙。在整个练习过程中保持腹肌收缩；放松腹肌会拉伤下背部。保持肩部和颈部放松。如果你愿意的话，可以用手为颈部提供支撑。持续呼吸并保持临在状态。

5. 一旦你几乎无法在保持良好姿势的情况下抬起肩部并完全收缩腹肌，请在 ROM 的顶部进行大约 30 秒的静态保持，尽可能用力挤压你的腹肌。想象你正在全力以赴地向终点线进行最后冲刺，根本不需要调整自己的速度！然后逐渐将肩部放低到地板上。当肩部接触地板时，应确定以良好的姿势完成另一次重复是不可能的。

6. 为了让这个练习更有挑战性，你可以在胸部放置一个重物。

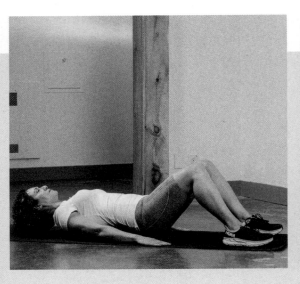

开始姿势

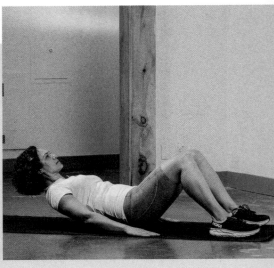

完全收缩

核心平板支撑

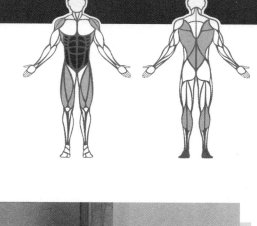

目标肌肉

躯干肌肉。

练习类型

复合（多关节；静态保持）练习。

需注意部位

下背部，肩袖。

讨论

该练习可以锻炼你的核心肌肉（即腹直肌、腹内斜肌、腹外斜肌和前锯肌）。此练习还可以锻炼竖脊肌和肩部稳定肌肉，例如肩袖

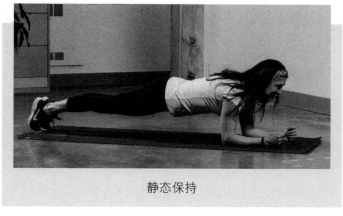

静态保持

和三角肌。此外，它可以锻炼你的小腿肌肉、股四头肌和背阔肌。请保持你的下背部处于完全"平坦"或挺直状态——不要拱起下背部。

技巧

1. 做出平板支撑姿势。你可以选择标准的俯卧撑姿势，双手放在地板上，手臂伸直，你也可以将肘部放在地板上。在这两种情况下，你的身体应该像一块平板。想象有一条直线从你的脚踝穿过你的膝盖、髋部、背部和肩部。

2. 让自己处于完全临在状态，保持支撑姿势，不要拱起下背部或抬起臀部，保持腹部收紧。保持呼吸并放松面部。

3. 尽可能长时间地保持平板支撑姿势，直到你无法再保持这个姿势，只能瘫倒在地板上。

4. 记下你保持平板支撑姿势的时间，下次试着保持更长的时间。

核心侧平板支撑

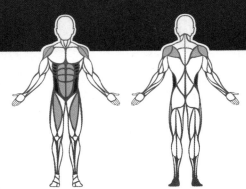

目标肌肉

躯干肌肉。

练习类型

复合（多关节；可选择静态保持）练习。

需注意部位

肩袖。

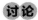 **讨论**

该练习可以锻炼你的躯干侧面的肌肉组织（即腹内斜肌、腹外斜肌、前锯肌和腹直肌），同时还可以锻炼你的肩部稳定肌肉，例如肩袖和三角肌。此外，此练习可以锻炼你的髋外展肌和髋内收肌。这是一种增强你核心肌肉的很好的练习。如果你在至少 60 秒内完成这个练习的动态版本有困难，那么可以从静态保持开始。一旦静态保持能够持续大约 120 秒，你就有足够的力量完成此练习的动态版本。

技巧

1. 侧卧，一侧手肘支撑在地板上，一只脚放在另一只脚上，保持身体挺直，而不是向后弯曲髋部。花一点时间进入临在状态，然后开始将髋部抬向天花板。感受训练侧腹斜肌（靠近地板一侧的斜肌）的挤压。在 ROM 的顶部暂停半秒。

2. 慢慢降低髋部，但不要让它与地板接触。髋部和地板之间应保持大约 2 厘米的间隙，暂停半秒，然后平稳且有控制的节奏再次抬起髋部，持续呼吸，一直保持临在状态。

3. 一旦你几乎无法在保持良好姿势的情况下抬起髋部，请在 ROM 的顶部进行 30 秒的静态保持，同时尽可能用力挤压你的腹斜肌，然后慢慢降低髋部。当你到达 ROM 的底部时，应确定以良好的姿势完成另一次重复是不可能的。

4. 放松自己，然后换到另一侧完成此练习。

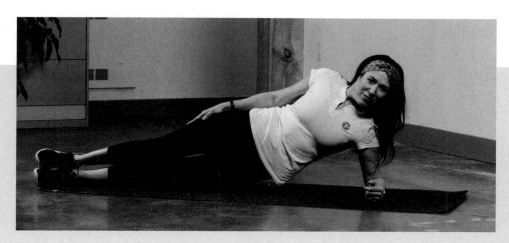

开始姿势

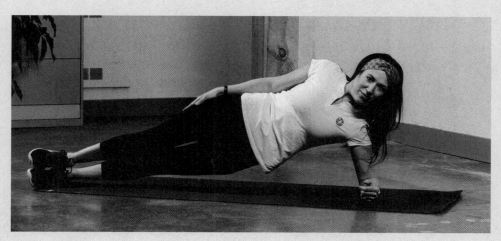

完全收缩

腰椎伸展

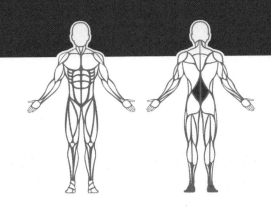

目标肌肉

脊柱的深层竖直肌。

练习类型

单关节（静态保持）练习。

需注意部位

下背部。

讨论

该练习可以帮助我们孤立下背部的深层竖直肌，即多裂肌。我们向所有人推荐这个练习，尤其是那些患有持续性腰痛的人。那些深层竖直肌就像是连接我们下半身和上半身的铰链。研究表明，大约80%的持续性腰痛患者，其腰痛都与多裂肌的减弱有关。在NET，我们使用专门的医用器械（迈德士腰椎伸展机）以及该器械的训练版本来锻炼这些肌肉。这些器械都锁定了骨盆带，这是实现多裂肌孤立所必需的。虽然这种自重练习不像基于迈德士器械的练习那样精确，但它仍然可以有效地锻炼多裂肌。我们从麦高夫博士的视频中学习了这个练习。

技巧

1. 仰卧，膝盖弯曲，双脚平放在地板上。通过将肩部向髋部滑动来缩短肩部和髋部之间的距离。花一点时间进入完全临在状态。

2. 在保持髋部和肩部紧贴地板的同时，通过将肚脐向天花板抬起来拱起下背部。你应该感觉到下背部区域的拱起。保持髋部一直紧贴在地板上是此练习的关键。

3. 在 ROM 的顶部，当你的下背部完全拱起时，保持 30 秒，同时用 50% 的强度来激活下背部的肌肉，持续呼吸。然后放松 10 秒。

4. 用 75% 的强度重复进行下背部拱起状态下的 30 秒静止保持。然后再放松 10 秒。

5. 全力以赴重复进行下背部拱起状态下的 30 秒静止保持。然后进行最后一次放松。

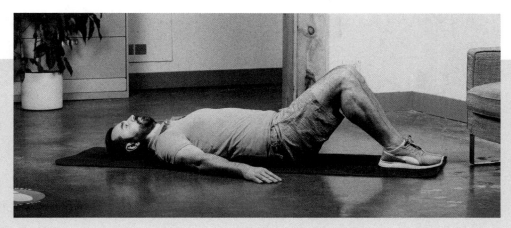

开始姿势

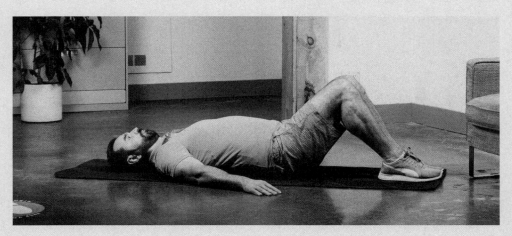

完全收缩

标准俯卧撑

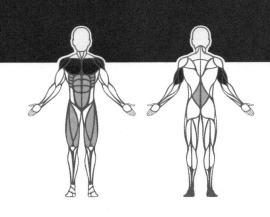

目标肌肉

躯干前、上部肌肉。

练习类型

复合（多关节）练习。

需注意部位

肩袖。

讨论

这种复合练习的目标是躯干前、上部肌肉（即胸肌、肱三头肌、三角肌前束和前锯肌），以及核心平板支撑的目标肌肉（包括躯干和腿部的肌肉）。该练习是俯卧撑的标准版本，有点难度，尤其是以 MSTF 方式完成的时候。如果你通常可以做 20 个或更多的快速俯卧撑，你可能会发现，以较慢速度做 6 个或 8 个俯卧撑很有挑战性。如果你不能在至少 70 秒内以非常慢的速度、完美的姿势完成俯卧撑，请从下一个练习（即上斜俯卧撑）开始。

技巧

1. 面朝下躺着，双手分开，与肩同宽，打开肘部，使肘部与躯干大致成 45 度角。花一点时间进入完全临在状态，然后收紧核心肌肉，开始慢慢向上推动你的身体。你的躯干应该始终保持平板支撑姿势。人们通常会因为抬高臀部而破坏了平板支撑姿势。

2. 当你向上推自己的时候，双手向内挤压。你的手实际上不应发生移动，但是如果你试着向内拉它们，就会更清楚地感觉到胸肌（胸部）在被激活。到达 ROM 的顶部至少需要 5 秒。一旦到达 ROM 的顶部，请挤压你的胸肌半秒。

3. 开始降低自己，保持肩部向下，颈部放松，肘部与躯干保持成 45 度角。 当你接近 ROM 的底部时，你应该感觉到胸部得到了很好的伸展。如果你的肩袖有问题，你可能希望通过减小下降幅度来缩小 ROM。

4. 不要在 ROM 的底部让胸部接触到地板。在地板和胸部之间留出 2 厘米左右的间隙，保持良好的平板支撑姿势。在 ROM 的底部暂停半秒，然后开始另一次重复。缓慢且有意识地移动（你应该清楚地感觉到你的胸肌变得越来越强），并持续呼吸。

5. 一旦你几乎无法在保持良好姿势的情况下到达 ROM 的顶部，则需要花大约 30 秒的时间将你的身体降低到地板上。在最后 15 秒左右，当你快要达到肌肉力竭时，不要破坏你的姿势。在到达 ROM 的底部时，应确定以良好的姿势完成另一次重复是不可能的。

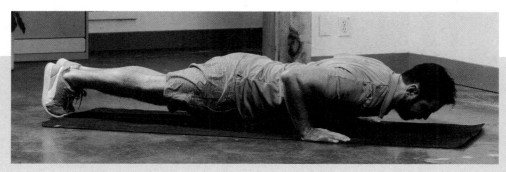

开始姿势

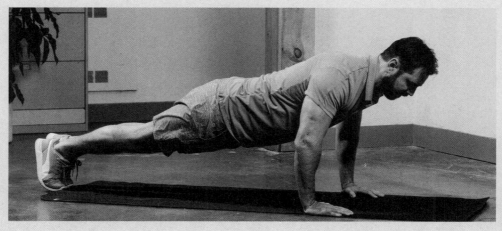

完全收缩

上斜俯卧撑

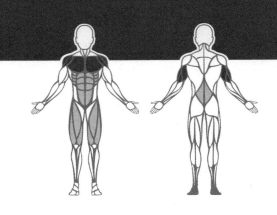

目标肌肉

躯干前、上部肌肉。

练习类型

复合（多关节）练习。

需注意部位

肩袖。

讨论

该复合练习的目标是躯干前、上部肌肉（即胸肌、肱三头肌、前三角肌和前锯肌），以及核心平板支撑的目标肌肉（包括躯干和腿部的肌肉）。这是标准俯卧撑的一个更简单的版本。你可以调整倾斜的角度，以适应你的力量水平。躯干越垂直（例如，手撑在墙上做此练习），完成此练习就越容易。躯干越接近水平（例如，手撑在咖啡桌上做此练习），完成此练习就越困难。厨柜台面是一个适中的高度。一旦你掌握了俯卧撑的这个版本，就可以进阶至标准版本。如果你的肩袖有问题，可以从这个简单版本开始。

技巧

1. 双手分开，与肩同宽，撑在你选择的有一定高度的表面上，打开你的肘部，使它们与你的躯干大致成 45 度角。花一点时间进入完全临在状态，然后收紧核心肌肉，开始慢慢向上推你的身体。你的躯干应该始终保持平板支撑姿势。人们通常会因为抬高臀部而破坏平板支撑姿势。

2. 在将自己向上推时，双手向内挤压。你的手实际上不应发生移动，但是如果你试着向内拉它们，就会更清楚地感觉到胸肌（胸部）在被激活。到达 ROM 的顶部至少需要 5 秒。一旦到达 ROM 的顶部，请挤压你的胸肌半秒。

3. 开始降低自己，保持肩部向下，颈部放松，肘部与躯干仍保持成 45 度角。 当你接近 ROM 的底部时，你应该感觉到胸部得到了很好的伸展。 如果你的肩袖有问题，你可能希望通过减小下降幅度来缩小 ROM。

4. 不要在 ROM 的底部让胸部接触你的支撑表面。在支撑表面和胸部之间留出 2 厘米左右的间隙，保持良好的平板支撑姿势。在 ROM 的底部暂停半秒，然后开始另一次重复。缓慢且有意识地移动（你应该清楚地感觉到你的胸肌变得越来越强），并持续呼吸。

5. 一旦你几乎无法在保持良好姿势的情况下到达 ROM 的顶部，则需要花大约 30 秒的时间将你的身体降低到 ROM 的底部。在最后 15 秒左右，当你快要达到肌肉力竭时，不要破坏你的姿势。在到达 ROM 的底部时，应确定以良好的姿势完成另一次重复是不可能的。

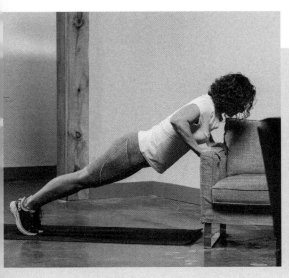

开始姿势

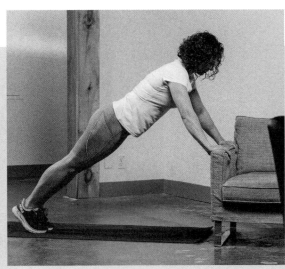

完全收缩

阻力带肩部推举

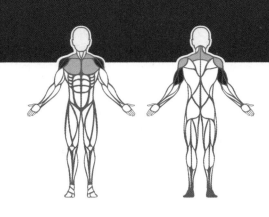

目标肌肉

肩部肌肉，手臂肌肉。

练习类型

复合（多关节）练习。

需注意部位

下背部，肩袖。

讨论

该复合练习提供了另一种针对躯干前、上部肌肉（即三角肌前束和三角肌中束、上胸肌和肱三头肌），特别是肩部肌肉的训练方法。此练习还可以锻炼前锯肌。进行这个练习时，注意不要拱起下背部，以免拉伤。

技巧

1. 坐在椅子或地板上，将阻力带的中间部分放在臀部下方，双手握住阻力带的两端，使双手与肩部的高度大致相同。如果你的肩袖有问题，双手可以在高于肩部几厘米的地方握住阻力带。

2. 让双手彼此相对，手臂位于躯干前面且相互平行。这个姿势比看起来要难，但对肩袖来说，该姿势比"杠铃"前推姿势中肘部张开的姿势更容易一些。进入完全临在状态，以平稳且有控制的节奏慢慢开始动作。

3. 注意不要在练习过程中拱起你的下背部，尤其是在练习变得更困难的时候。如果拱起下背部，则有可能导致下背部拉伤。在整组练习中，保持下背部挺直，核心肌肉紧绷。你唯一能感受到的肌肉是你的肩部肌肉和肱三头肌。

4. 在到达 ROM 的顶部时，注意不要耸肩。在 ROM 的顶部暂停半秒，然后开始放下你的手臂。一旦双手达到肩部的高度，暂停半秒，然后在保持完美姿势的情况下开始抬起手臂，同时持续呼吸，保持临在状态，并始终放松面部和颈部。在这个练习中，我们倾向于过度使用上斜方肌，这会让颈部处于紧绷状态。

5. 一旦你几乎无法在保持良好的姿势的情况下将手臂举到 ROM 的顶部，则需要花大约 30 秒的时间放下手臂。在最后 15 秒左右，当你快要达到肌肉力竭时，不要破坏你的姿势。在到达 ROM 的底部时，应确定以良好的姿势完成另一次重复是不可能的。

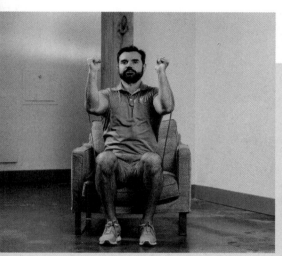

开始姿势

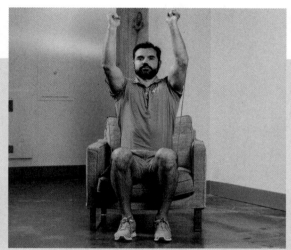

完全收缩

阻力带侧肩抬高

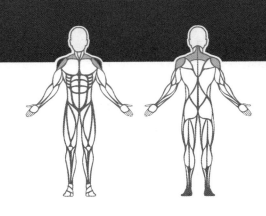

目标肌肉

肩部肌肉，颈部肌肉。

练习类型

单关节练习。

需注意部位

肩袖，颈部。

讨论

这个单关节练习的目标是你的三角肌中束。它还可以锻炼你的肩袖稳定肌肉和上斜方肌。为了避免给颈部带来不必要的压力，肘部抬起的高度不要超过肩部的高度。如果在这个练习中你的肩部有收紧的趋势，这表明肩袖肌肉有变弱的迹象。

技巧

1. 坐在椅子上或地板上，将阻力带放在臀部下方，并将末端缠绕在手腕上。花一点时间进入完全临在状态。

2. 保持肘部呈 90 度角并向躯干方向收，慢慢将肘部向侧面、向上方抬起，使其远离躯干，直到手臂与地板平行，肘部与肩部位于大致相同的高度。确保整个手臂和手作为一个整体移动。一个常见的错误是保持双手向下，只抬起手肘。

3. 在抬起肘部时，注意保持肩部向下。如果抬起肘部并收紧它们，则会对颈部施加压力。如果你无法保持双肩向下，请在较低的位置握住阻力带。如果这个练习引发颈部不适，请将 ROM 缩小到其范围的三分之二左右，保持肩部向下，并始终放松颈部。

4. 在 ROM 的顶部暂停半秒，然后开始下降。在到达 ROM 的底部时，不要让你的肘部碰到你的躯干——当你的肘部距躯干几厘米时停下来。这会使你的目标肌肉保持活跃状态。在开始抬起肘部之前，暂停半秒。

5. 缓慢且有控制地完成动作，持续呼吸并保持临在状态。为了避免拉伤下背部，尤其是在练习变得更困难时，要注意在整组练习中保持下背部挺直，核心肌肉紧绷。

6. 一旦你几乎无法在保持良好的姿势的情况下将手臂举到 ROM 的顶部，则需要花大约 30 秒的时间放下手臂。在最后 15 秒左右，不要因为快要达到肌肉力竭而改变你的姿势。在到达 ROM 的底部时，应确定以良好的姿势完成另一次重复是不可能的。

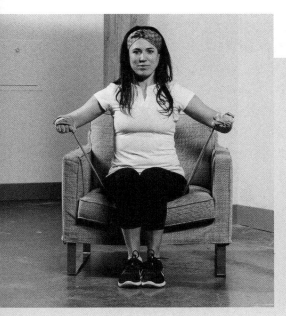

开始姿势

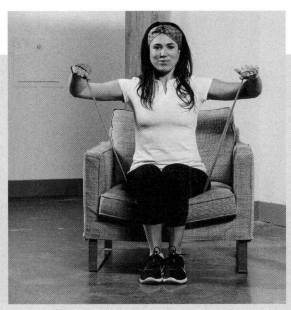

完全收缩

阻力带坐姿划船

目标肌肉

躯干中、上部肌肉，肩后肌肉，手臂肌肉。

练习类型

复合（多关节）练习。

需注意部位

颈部，肘关节。

讨论

该复合练习的目标是你的中、上背部肌肉（即背阔肌、中斜方肌和菱形肌）、肩后肌肉，以及较小的手臂肌肉（肱二头肌、肱三头肌）。该练习有助于抵消长时间坐在椅子上或盯着手机对姿势造成的影响。"肌肉第一，动作第二"的训练原则在这里至关重要。30 岁以上的人通常很难激活背部肌肉——年龄越大，越有可能出现这种情况。相反，他们会过度使用手臂，因此背部肌肉严重缺乏刺激。如果你不熟悉这个练习，可以从较轻的阻力带开始。你能在这个练习中感觉到你的背部之前，不要考虑肌肉力竭的问题。一旦你学会了如何用你的背部而不是手臂发力来拉动阻力带，你就会发现你不需要太多的阻力就能激活和锻炼背部肌肉。

技巧

1. 坐在地板上，双腿在身前，膝盖微微弯曲。将阻力带缠绕在脚上（或者，你可以缠绕在其他不会移动的东西上，例如沙发腿），然后将其末端缠绕在你的手上。让躯干保持直立，然后双臂向后拉，这样双臂就可以向躯干方向收拢，肘部弯曲。你应该感觉到阻力带的张力将你向前拉。

2. 花一点时间进入完全临在状态，然后专注于肩胛骨之间的肌肉，让肩部稍微向前滚动，同时感受这些肌肉的伸展。通过一个小动作，让这些肌肉将肩部向后拉，同时将胸部抬向天花板。力量必须来自你的背部，而不是你的手臂。当你清楚地感觉到这些肌肉时，你就为你的第一次练习做好了准备。当你将肘部拉向地板时，让这些肌肉向后移动你的手臂。在这个练习中，你的手臂应该尽可能保持中立。将你的手臂想象成被背部收缩的肌肉拉动的钩子。

3. 在背部肌肉将手臂拉到 ROM 的顶部时，手臂应该弯曲接近 90 度。停顿半秒，然后让肩部向前滚动，手臂向前移动。记得保持肘部收紧且弯曲。在 ROM 的底部，暂停半秒，然后将手臂拉回来——以平稳且有控制的节奏，持续呼吸，保持临在状态。如果这个练习引发了颈部不适，请不要将肘部向下压向地板，并确保你没有耸肩。

4. 一旦你几乎无法挤压你的背部，请在 ROM 的顶部进行 30 秒的静态保持，同时尽可能用力挤压你的背部，然后让你的手臂移动到 ROM 的底部。请确定以良好的姿势完成另一次重复是不可能的。

5. 随着练习变得越来越容易，可以使用更重的阻力带，或添加额外的阻力带，以获得更大的阻力。

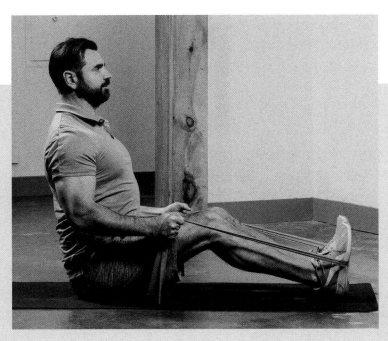

运动范围

阻力带俯身划船

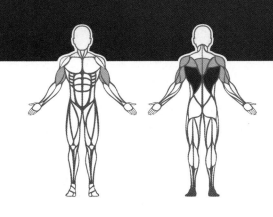

目标肌肉

躯干后部肌肉。

练习类型

复合（多关节）练习。

需注意部位

颈部，肘关节。

讨论

该复合练习的目标是你的背阔肌。该练习还可以锻炼三角肌后束、肩袖肌肉、中斜方肌，以及较小的手臂肌肉。该练习是抵消长时间坐在椅子上或盯着手机的姿势影响的一个重要对策。"肌肉第一，动作第二"的训练原则在这里至关重要。30岁以上的人通常很难感觉到背部肌肉——年龄越大，越有可能出现这种情况。相反，他们会过度使用手臂，因此背部肌肉严重缺乏刺激。如果你不熟悉这个练习，可以从使用较轻的阻力带开始。你能在这个练习中感觉到你的背部之前，不用考虑肌肉力竭的问题。

技巧

1. 单腿跪在地板上，将阻力带放在你的前脚下面。用对侧手（如果你的左腿向前，用你的右手，右腿向前，用你的左手）在靠近前脚的地方抓住阻力带的两端，并将其缠绕在手上。你的躯干应该与地板成45度角，与前脚同侧的前臂放在膝盖上，肘部向躯干收拢。肩部下沉，向后拉阻力带，这样你会感觉到一些阻力。这就是你的开始姿势。花一点时间进入完全临在状态。

2. 注意力放在背部，开始向地板方向下拉你的肘部，然后收回肘部并使其稍微向上。这不是一个较大 ROM 的练习——你训练侧的手臂应该只会移动几厘米。在 ROM 的顶部，你应该会感觉到被激活的背阔肌（中背部的 V 形肌肉，从每个腋窝的后面向下延伸到身体两侧）有深度痉挛。被激活的肌肉应该来自你的背部，而不是你的手臂。在这个练习中，你的手臂应该尽可能保持中立，就像它只是一个钩子一样。

3. 在 ROM 顶部暂停半秒，然后让手臂慢慢向前移动到开始的位置。始终收紧你的肘部，持续呼吸。在 ROM 底部暂停半秒，保持临在状态，然后开始下一次重复。

4. 一旦你几乎无法挤压你的背部，请在 ROM 的顶部进行 30 秒的静态保持，同时尽可能用力挤压你的背阔肌（感觉到肌肉的深度痉挛），然后逐渐回到 ROM 的底部。应确定以良好的姿势完成另一次重复是不可能的。

5. 换另一侧，让另一条腿在前，换另一只手抓阻力带。重复此练习。随着练习变得越来越容易，可以使用更重的阻力带，或添加额外的阻力带，以获得更大的阻力。

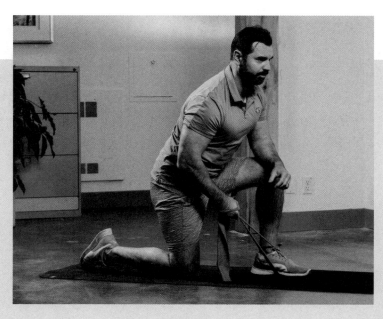

运动范围

阻力带下拉

目标肌肉

躯干中、上部肌肉，肩后肌肉，手臂肌肉。

练习类型

单关节练习。

需注意部位

肘关节，颈部。

讨论

该复合练习的目标是肩袖的较小肩胛肌肉和中、上背部肌肉（即背阔肌、中斜方肌和菱形肌），该练习还可以锻炼肱二头肌和前臂肌肉。如果你有下背部问题，这是一个很好的练习，因为它可以伸展你的脊柱，减轻椎骨压力，抵消久坐姿势的影响。"肌肉第一，运动第二"的训练原则在这里至关重要，因为人们往往会过度使用手臂。如果你不熟悉这个练习，可以从较轻的阻力带开始。你能在这个练习中感觉到你的背部之前，不用考虑肌肉力竭的问题。如果你感到其中一个肘部疼痛或"被锁定"，只需到达 ROM 的底部即可。不要让你的肘部高于你的下颌。一旦疼痛消失，可以逐渐增加 ROM。如果这个练习引发了颈部不适，请在中等 ROM 中完成此练习，同时保持上斜方肌放松。

技巧

1. 将阻力带缠绕在头顶的物体（比如钩子或门）上，坐在地板上（或椅子上，如果你愿意的话），膝盖弯曲。抬起手臂，在尽可能高的位置抓住阻力带，将它的末端缠绕在你的手上。你应该有牵拉感。花一点时间进入临在状态。

2. 躯干直立，开始仅用肩胛骨向下拉，肩胛骨后缩并向下压，肘部不要弯曲，感受两侧的背阔肌（从每个腋窝的后面向下延伸至身体两侧的 V 形肌肉）并开始挤压它们。让这种挤压（而不是肱二头肌）将你的手臂移向地板。当你的肘部弯曲时，保持手臂放松，下背部略微拱起。

3. 想象每个肘部都有一根绳子，当你感觉到背阔肌被深深挤压时，将这根绳子拉向地板。让肘部尽可能低，然后将肩胛骨向后挤压，并将胸部抬向天花板。在 ROM 的底部，你应该感觉到背部肌肉的完全收缩。在 ROM 的底部停顿半秒。

4. 让阻力带慢慢拉起你的手臂，保持你的肩胛骨向下、向后运动。感受背部肌肉和阻力带之间的联系。抵抗上拉力的是你的背部，不是你的手臂。

5. 一旦你的肘部达到前额高度，开始放松你的肩胛骨。让阻力带拉伸你的身体。保持躯干直立，在 ROM 顶部暂停半秒。然后以缓慢而平稳的节奏开始下一次重复练习，并持续呼吸。

6. 一旦你几乎无法到达 ROM 的底部，请进行 30 秒的静态保持，同时尽可能用力挤压你的背部，然后慢慢放松。在 ROM 的顶部，应确定以良好的姿势完成另一次重复是不可能的。随着练习变得越来越容易，可以使用更重的阻力带，或添加额外的阻力带。

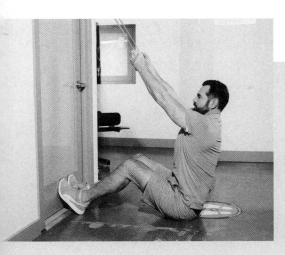
开始姿势

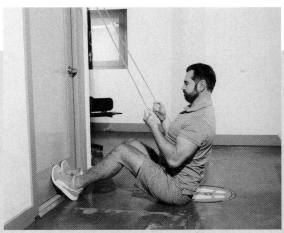
完全收缩

阻力带菱形肌挤压

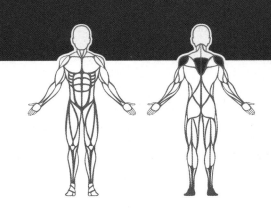

目标肌肉

躯干后、上部肌肉。

练习类型

单关节练习。

需注意部位

颈部。

讨论

该练习提供了一种直接对策，以防止我们因衰老、久坐不动的生活方式和频繁使用手机而失去使用菱形肌（肩胛骨之间的肌肉）的能力。菱形肌变弱会导致姿势、颈部和肩袖出现问题。如果在这个练习中你感觉不到菱形肌的参与，可以从非常轻的阻力带开始。直到你能清楚地感觉到菱形肌的参与，才转而使用更重的阻力带。如果你有颈部问题，这个练习可能会过度刺激你的上斜方肌，导致颈部紧绷。在这种情况下，请保持姿势标准，并使用较轻的阻力带。这个练习的目标还包括三角肌后束和中斜方肌。

技巧

1. 你可以坐在地板上、椅子上或者站着做这个练习。双手分开几厘米，将阻力带缠绕在手上，并将它们放在胸前。你的肘部应该抬高到接近肩部的高度，但不能抬得更高。保持肩部向后，胸部略微向上。在保持这个姿势的同时，将你的上臂向后拉，直到它们与你的躯干成一条直线（也就是说，成一条通过左肘、左上臂、躯干、右上臂和右肘的直线）。让你的肘部成 90 度角。这是你的开始姿势。

2. 将你的意识带到肩胛骨之间和周围的肌肉，并将肩胛骨挤压在一起。在 ROM 顶部保持半秒。然后放松肩胛骨，回到开始姿势。这不是一个较大 ROM 的练习。你的手臂只会移动几厘米的距离。在 ROM 底部保持半秒，然后再次挤压肩胛骨。

3. 以非常缓慢且有控制的节奏完成动作，持续呼吸。请注意，当你的菱形肌力竭时，你可能想要放下肘部。请确保肘部处于举起状态，并始终保持完美姿势。

4. 一旦你几乎无法再完成一次重复，请在 ROM 的顶部进行 30 秒的静态保持，同时尽可能用力挤压你的肩胛骨。在到达 ROM 的底部时，应确定以良好的姿势完成另一次重复是不可能的。

5. 随着练习变得越来越容易，可以使用更重的阻力带，或添加额外的阻力带，以获得更大的阻力。

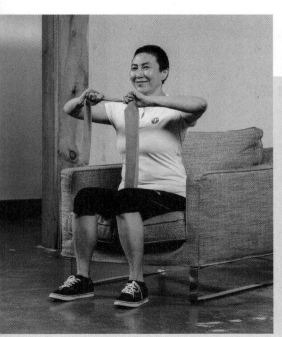

开始姿势

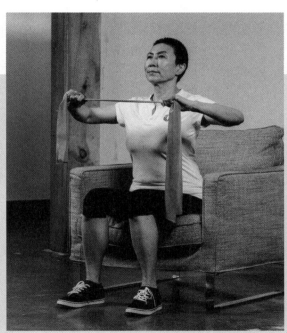

完全收缩

引体向上

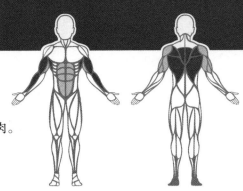

目标肌肉

躯干中、上部肌肉，肩后肌肉，手臂肌肉。

练习类型

复合（多关节）练习。

需注意部位

肘关节。

讨论

该复合练习的目标是肩袖的较小肩胛肌肉和中、上背部肌肉（即背阔肌、中斜方肌和菱形肌）。该练习还可以锻炼肱二头肌和前臂肌肉。如果你有下背部问题，这是一个不错的练习，因为它可以拉伸你的脊柱（给椎骨减压）并强化中、上背部肌肉。该练习还有助于抵消长时间坐在椅子上或盯着手机的姿势影响。这是一项有难度的练习；如果你无法完成至少 4 个缓慢的（5~10 秒的节奏）上 – 下引体向上，可以先进行仅离心收缩引体向上，然后进行此练习。

1. 握住用于引体向上的横杆，手掌向内，双手分开，与肩同宽。借助重力伸展身体，保持核心收紧，膝盖弯曲，让你自己进入临在状态。

2. 首先收回肩胛骨并将其挤压在一起，然后背部发力，继续向上运动，将胸部抬向横杆。在 ROM 的顶部，你的下颌应该位于或高于横杆高度，你的躯干应该悬挂在空中，与横杆成 30 度角。暂停半秒，然后挤压你的上背部。

3. 开始下降你的身体，背部用力，缓慢且平稳地下降，直到你的肘部几乎完全伸展。停顿半秒，并持续呼吸。

4. 一旦你几乎无法完成一次到 ROM 顶部的重复练习，请放慢你的下降速度，花15~30 秒的时间进行下降。在到达 ROM 的底部时，应确定以良好的姿势完成另一次重复是不可能的。

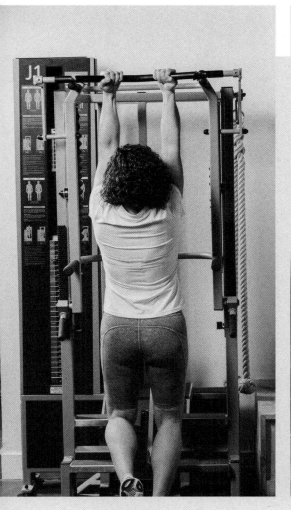

开始姿势   完全收缩

仅离心收缩引体向上

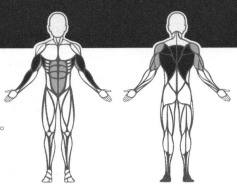

目标肌肉

躯干中、上部肌肉，肩后肌肉，手臂肌肉。

练习类型

复合（多关节）练习。

需注意部位

肘关节。

讨论

　　该复合练习的目标是肩袖的较小肩胛肌肉和中、上背部肌肉（即背阔肌、中斜方肌和菱形肌）。该练习还可以锻炼肱二头肌和前臂肌肉。如果你有下背部问题，这是一个不错的练习，因为它可以拉伸你的脊柱（给椎骨减压）并强化中、上背部肌肉。该练习还有助于抵消长时间坐在椅子上或盯着手机的姿势影响。这个版本的引体向上只涉及练习的离心收缩（下降）阶段。与向心收缩（提升）阶段相比，我们在离心收缩阶段的力量高出大约40%。即使我们没有足够的力量在引体向上时举起自己，我们也有足够的力量有控制地放下自己，这一动作可以极大地增强你的向心收缩力量。一旦你可以有控制地进行10个或更多的离心收缩引体向上，每次持续5~10秒，你应该已经足够强壮，可以至少完成一次完整的引体向上。此时，可以开始做尽可能多的良好姿势的引体向上，然后立即转向仅离心收缩引体向上。以可控的方式尽可能多地降低自己。

技巧

1. 踩在椅子上，或者任何其他你在ROM顶部时可以落脚的稳定物体上，这样你的下颌就可以与横杆平齐或高于横杆。

2. 握住用于引体向上的横杆，手掌向内，双手分开，与肩同宽，花一点时间进行完全临在状态。

3. 激活你的上背部肌肉，离开椅子，让你的手臂支撑你的体重。你的躯干应该悬挂在空中，与横杆成大约30度角。

4. 以平稳且有控制的方式慢慢降低身体（以 5~10 秒的节奏为目标），直到你的肘部几乎完全伸展。

5. 立即回到椅子上，再次回到 ROM 的底部。你的手臂并没有将你举到开始位置，而是你的腿。一旦到了开始位置，激活你背部的肌肉，离开椅子，再次开始慢慢地降低自己，尽可能地保持临在状态。只要你能将下降阶段保持在 3 秒或更长时间，就继续进行此练习。

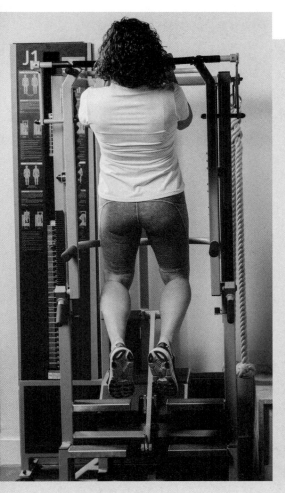

开始姿势

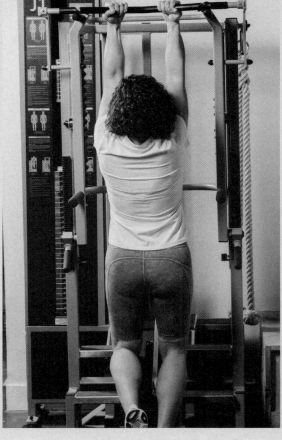

完全收缩

第8章
四段个人叙述

每个人的 MSTF 训练经历都是独一无二的，就像我们的生活和身体一样。因此，MSTF 日常锻炼可以演变为非常个性化的东西。一旦你掌握了它背后的原理，并亲身体验了这些练习，你就可以根据自己的气质、需求和目标来调整你的每周日常锻炼。

为了让你了解不同的人是如何为自己做到这一点的，这里提供了四段关于 MSTF 体验的个人叙述。其中两段叙述由 NET 成员提供：NET 创始人安德瑞和 NET 私人教练基拉。另外两段描述由具身当下过程 TEPP 的联合董事菲利普和阿莉森提供。TEPP 是由菲利普和他的合作伙伴阿莉森共同开发的一种哲学和一系列练习，旨在帮助人们克服无形文化的影响。当人们做到这一点时——当他们将思维从头脑中解放出来，并使其与身体智慧的流动性相协调时——他们不仅会发现利用整个自己来思考是什么样的，还会得到一种轻松和清晰的体验，这种体验对他们来说通常是全新的。菲利普和阿莉森在世界各地的研讨会上和培训中分享了 TEPP 的一系列练习。

这些叙述讲述了每位叙述人的个人 MSTF 体验和日常锻炼，这些无疑会随着时间而改变。希望你们喜欢这些叙述！

安德瑞·雅科文科（Andrei Yakovenko），新元素训练公司创始人

在健身房内

自 8 年前开设第一家 NET 训练机构以来，我一直在不间断地训练，平均每周的训练次数为 1.5 次。诺德士公司首次普及高强度训练的时候，建议人们每周进行三次高强度训练。在与那个时代的一些人交谈时，他们告诉我，尽管他们非常健康，但他们在进行高强度训练时总是感觉很累。我曾几次尝试每周进行三次高强度训练，但总是在第五周左右，就失去了训练的动力。我开始害怕进行高强度训练。基本上，我的身心恢复得不够快，一周进行两次高强度训练似乎就是我的极限。当然，我每周有五六天待在健身房，所以一周进行两次高强度训练对我来说很方便。我们的许多客户根本抽不出时间来进行那么频繁的训练，所以一周进行一次训练对他们来说最合适不过。

　　回想起来，8 年来我一直坚持训练，这让我感到很惊讶。我可以非常肯定地说，如果没有 MSTF 理念，我坚持不下来。我现在仍然喜欢这种训练——尤其是在 NET 训练器上进行这种训练——就像我刚开始做这项业务时一样。最大的不同是，如今我对 MSTF 有了更多的了解，也变得更强壮；在将近 40 岁的时候变得如此强壮，这对我来说也很神奇。随着年龄的增长，我们往往会失去力量，而不是获得力量，更何况在我开创新元素训练的时候，我已经训练了四五年，当时就相当强壮。衰老可能还会导致损伤或关节疼痛的累积——我很感激 MSTF 训练让我远离上述情况。我们的大多数长期客户都有类似的感觉。岁月流逝，他们始终如一地参加训练课程，很少有缺席一周的情况。

　　下述三个主要方面帮助我的 MSTF 训练保持一致。

　　· 有了 MSTF 训练，你不需要每周进行特定肌肉训练超过 1 次。MSTF 训练对肌肉的刺激是如此之强，以至于在完成训练七天后仍在增强肌肉。但是我们身体里有很多肌肉，我们无法在一次 30 分钟的 MSTF 训练中让所有肌肉都得到锻炼。在做了 8~10 个练习后，我体内的肾上腺素会耗尽，而我需要肾上腺素才能在每次练习中达到力竭状态。几天后进行第二次训练可以让我以不同的方式彻底锻炼不同的肌肉群。

　　· 我会在当天的早些时候进行锻炼，那个时候我的能量仍然很高，这让我在一天的剩下时间里感觉很好，不管面临什么挑战。

　　· 当我使用从我的合著者菲利普那里学到的正念具身暗示时，它会将我带到一个可以让我自行休息的地方。这种锻炼让我超越生活中的抽象观念，重新与更深层次的自我联系起来，在那里，我可以感受到当下的真实自我，与任何议程安排无关。我喜欢这种自由和亲密的体验，每次完成锻炼后，我都迫不及待地再做一次。以这种方式关注当下、回到身体的感觉很棒。这些锻炼是我精神上的一次重置——我喜欢其中的精神部分，就像喜欢身体部分一样。

　　在进行训练时，我喜欢有一个训练搭档，通常是来自新元素训练的工作人员。当我的肌肉接近力竭状态时，搭档可以帮助我在最后几次重复中保持良好的姿势。在一组练习的力竭阶段，身体可能会做出调整并开始以一种你自己难以察觉的方式进行过度补偿。一个好的训练搭档可以发现这些变化，然后纠正你，并引导你正确地完成最后几次也是最重要的重复。有一个训练搭档还可以让我融合一些先进的技术——比如说，练习中的离心收缩部分，这部分我无法自己完成。有时候，在我犯懒的日子里，需要一个训练搭档来激励我去锻炼。是的，偶尔我们都会有犯懒的时候。

　　我每三到六个月改变一次日常锻炼计划。如果我喜欢某个特定的日常锻炼计划，我会采用该计划更长的时间；如果我不喜欢某个日常锻炼计划，我就会尽快更换它。换一种方式锻炼你的肌肉非常有好处。我可能采用两种不同的全身日常锻炼计划，每周交替采用它们；或者我可以在一次训练中专注于上半身，而在下一次训练中专注于下半身。目前，我每周都采用以下两种全身日常锻炼计划。

日常锻炼计划 A

1. 从腿部推举练习开始。我喜欢在精力最充沛的时候锻炼较大的肌肉，这样可以为接下来的锻炼迅速热身。

2. 进行髋关节伸展练习。腿部推举能够很好地锻炼大腿前部肌肉（股四头肌），而髋关节伸展与腿部推举互补，可有效锻炼大腿和髋部后面的肌肉，尤其是臀肌和腘绳肌。

3. 转到腹部孤立训练器上。前三个练习覆盖了身体中一些较大的肌肉。

4. 锻炼完腹肌后，进行一个叫作夹胸（Pec Deck）的练习，它可以孤立胸肌。该练习的起始姿势为上臂平行于地板，手臂向两侧打开，肘部弯曲，前臂竖直并与阻碍物接触。然后，前臂向前移动，在前方相遇时相互挤压，对抗阻碍物。在这个程中，注意不要过度拉伸上胸部，以免给肩袖施加过多的压力。

5. 进行仅离心收缩的臂屈伸练习。我们的训练器允许在腰部的腰带上增加额外的阻力，我增加的阻力刚好允许我做 8 次缓慢且可控的仅离心收缩的臂屈伸。如果我能重复该练习更多次数，我会在接下来的锻炼中增加阻力。

6. 转向高拉训练器——这是一种将背阔肌训练至能发挥其全部活动范围潜力（大约270 度）的器械！开始时，弯曲手臂，肘部在头部上方，双手从这个位置沿弧形路线向前、向下拉动阻碍物，直到到达你身体的两侧。

7. 进行仅离心收缩的引体向上练习。像仅离心收缩的臂屈伸一样，我增加的额外阻力刚好允许我完成大约 8 个姿势良好的、可控的仅离心收缩的引体向上。

8. 进行侧平举练习，该练习的目标是我的三角肌中束（肩部）。

9. 进行划船躯干练习，该练习的目标是我的三角肌后束（肩部后面的肌肉）和上背部肌肉。

10. 以颈部和肩部耸肩练习完成这个日常锻炼计划，该练习可以强化我的上斜方肌和颈部的直立肌。这是一个不错的练习，可以缓解颈部的紧张感。

我在两次 MSTF 训练之间至少会休息三天。我们的肌肉和神经系统需要三到五天的时间来恢复和积极适应。我知道，从长远看，两次 MSTF 训练的间隔太短会影响我的锻炼结果，甚至还会损害我的健康。

日常锻炼计划 B

1. 在日常锻炼计划 A 中，我从在精力最充沛的时候锻炼腿部肌肉开始；在日常锻炼计划 B 中，我想从上半身开始，所以先做胸部推举练习。胸部推举大概是我个人最喜欢的练习，迈德士胸部推举机简直就是最适合做胸部推举的训练器！

2. 转到下拉训练器进行锻炼（引体向上），此时我会采用正握的方式。我喜欢改变角度；在日常锻炼计划 A 中，我会采用反握的方式完成仅离心收缩的引体向上。

3. 进行肩部推举练习。我总是采用对握的方式（手掌相对）而不是前推握法（手掌朝外），因为前推握法会给肩袖带来很大压力。

4. 进行俯卧腿弯举练习，该练习可以孤立腘绳肌。

5. 进行腿部伸展练习，该练习可以孤立股四头肌。

6. 接下来是两个针对髋关节的侧向练习。我会先完成髋关节外展练习，这可以加强我的臀中肌和臀大肌。

7. 进行髋关节内收练习，该练习的目标是大腿内侧肌肉。外展肌和内收肌经常被忽视，尤其是被男性忽视。

8. 进行核心躯干旋转练习，以锻炼核心肌群。

9. 在医用迈德士腰椎伸展机上锻炼腰椎的深层竖脊肌。这是我们整个训练机构中最重要的一台训练器。它通过强化支撑下脊柱的多裂肌，解决了约 80% 腰背痛患者的核心问题。

10. 以锻炼肩袖处小而稳定的肌肉（冈下肌和肩胛下肌）结束这个日常锻炼计划。这些肌肉可以让我的肩部保持强壮，让我可以在自己最喜欢的训练器（如胸部推举机和肩部推举机）上使用更重的重量，而不用担心肩关节受伤。

在训练时，我会在各种器械之间快速地转换（15~30 秒，从一个练习结束到下一个练习开始）。这可以让我在整个 30 分钟的锻炼过程中保持较快的心率，获得较好的心血管锻炼效果。

仔细观察这两个日常锻炼计划，你会发现我对所有主要关节都同时使用了复合关节（多关节）和单关节练习。这使我能够充分锻炼身体的主要肌肉，同时提高我的柔韧性。

有时候，我可能会在一周的中间几天做一次或两次随机练习来锻炼颈部肌肉或盆底肌肉等。这些肌肉经常被忽视，但它们对我们的健康和身体机能非常重要。因为我们的训练机构里有这些独特的器械，而我平常也待在训练机构里，所以没有理由不去做这些练习。

每次锻炼后不久，我还会摄入高品质的纯乳清分离蛋白，并确保在锻炼后的 24 小时内摄入足够的蛋白质。这是训练的一个重要方面，我们的许多客户都容易忽略这一点。这些锻炼特别刺激我们的肌肉，以建立新的瘦肌肉组织。合成瘦肌肉的过程取决于原材料——尤其是来自蛋白质的氨基酸。如果我们不为身体提供氨基酸，就像把建筑工人叫到工地，然后要求他们用可用的废料（使用细胞中受损的蛋白质）建造一堵墙，而不是为他们提供新的砖块（氨基酸）来建造那堵墙。

健身房外

我在新元素训练的工作让我处于非常活跃的状态。可能在某一天，我需要为 20~25 位客户提供训练服务，这让我大部分时间都站着，积极地给客户提供建议，在他们负重时提供辅助，等等。在客户之间，我忙于业务。而在家里，我是丈夫和三个可爱孩子的父亲。由于目前的生活方式是非常活跃的和忙碌的，我发现每周 2 次 30 分钟的 MSTF 训练是适合我身体需求和能力的理想运动量。

偶尔，我也会打网球、远足、参加高强度的障碍训练或参与其他有趣的体育运动。我喜欢这些运动的原因有很多。在我生命中的这个阶段，我更喜欢随性地而非有计划地去做这些事情。

基拉·纽曼（Kira Newman），新元素训练公司私人教练

我的 MSTF 训练

这些天，对我来说，周五晚上在安静的健身房里花 1 小时进行我的 MSTF 是一种乐趣。事实上，一到星期五，我能感觉到体内的紧张能量在积累。我的大脑会构想我的锻炼是怎样的，以及我应该关注什么。MSTF 锻炼对我来说就像一种释放，而不是在一周忙碌之后需要完成的又一项任务。我积累的任何压力都会在力量、强度和汗水中释放。我的每周训练旨在锻炼身体的主要肌肉群，并对整个系统提出巨大的代谢挑战，包括胸部推举、坐姿划船、腿部推举、肩部推举、下拉、腿部伸展、腹部紧缩和髋关节伸展。腿部和髋关节伸展可以直接锻炼在腿部推举中使用的一些肌肉。

自三年多前加入新元素训练以来，腹部紧缩一直以来既是我的"宿敌"，也是我的"老师"。当我能在大多数训练器上推、拉数百千克的重物时，却只能在腹部紧缩练习中负重 48 磅。一开始，我无法负重太多是因为我无法阻止力转移到我的下背部。为了解决这个问题，我尝试了不同的身体姿势，最终找到了一种有效的姿势，但进步仍然非常缓慢。然后，我终于能够在很大的运动范围内移动，并开始使用更大的负重。我认为我取得了突破，但事实并非如此。我的姿势变了，我在用臀部的力量而不是腹肌的力量完成练习。于是，我再次做出调整，专注于腹部卷曲和紧缩，然后事情出现了转机。在这

之后，当我弯腰记录我的时间时，我能感觉到腹肌的酸痛——这表明我终于刺激到了深层的目标肌肉。

腿部推举机是另一台让我深感挑战的训练器，教会了我如何面对不适。我记得第一次尝试使用它时，我告诉安德瑞，我一生中从未有过这样的感觉。在我开始一组练习之前，我的身体很紧张，它本能地知道，当负重要求超过我的力量时，它就会进入战斗或逃跑模式。我花了一点时间让自己冷静下来，集中精神，为即将到来的事情做好心理准备。一旦开始做动作，紧张感就消失了，只留下专注——强烈的专注。

我训练时总是喜欢闭上眼睛，这让我的世界仿佛缩小到只有呼吸和动作。在进行腿部推举练习时，训练器发出嘎吱嘎吱的声音，在每次重复结束时，被举起配重片落下，轻轻地敲击剩下的配重片，伴随着我的呼吸声。在经历了右脚、脚跟和膝盖的偶尔疼痛后，我的注意力集中在我的姿势上：蹬脚跟，激活腹肌和臀肌，打开膝盖。但是很快，强度增加了，我还需要记住其他一些事情：不要考虑未来，只想着这一刻，此时此刻；感受每一种感觉；能否继续推动，不要放弃。

多年来，安德瑞训练我在每台训练器上达到向心收缩力竭，再也不能移动重物。然后，他会帮助我推动或拉动重物，让我完成最后一次 30 秒的离心收缩重复。但最近，在他的建议下，我开始在几台训练器上尝试完成多次离心收缩重复。对于腿部推举，这意味着用我的手臂推动我的膝盖，直到它们几乎伸直，然后以这种方式缓慢地进行 4 次离心收缩重复。

第一次尝试时，我再次经历了"力竭"时刻。酸痛的感觉与之前不同，是一种更强烈的、全新的感觉。我喜欢这种感觉。

这些天，当我接近力竭时，尤其是在腿部推举时，我几乎有一种解脱的感觉。我已经到达了身体感到害怕的地方，但它并没有预想的那么可怕。再也不需要担心或分析任何事情，我要做的就是不断推举，直到推不动为止。然后，我瘫倒下来，呼吸困难，感受到用尽肌肉所有力量的后果。我坐了大约一分钟，只是感受这种感觉，用这种感觉来冲淡评估我的表现或思考接下来该做什么的冲动。当我设法做到这一点时，我就开始享受我的身体——活着，呼吸着，充满活力，同时又疲惫不堪。

我不像有些人那样能在各种器械之间快速转换，但是我发现，虽然我的速度不够快，但每组练习的强度却有所增加。为了在心理上准备好去到达那个极端的、令人不舒服的地方，我需要慢慢来。

大约一年来，我每周都进行两次锻炼。在第二次锻炼中，我交替使用两个日常锻炼计划，将我的时间有效地分配到各种时间表上。事实上，我的三个日常锻炼计划旨在使用新元素训练机构的所有训练器。当我受邀成为新元素训练的教练时，我知道，如果不熟悉每台训练器，就无法指导客户，而尝试每台训练器一次是无法熟悉他们的。

每次锻炼后，我的身体都会更加熟悉每台训练器带来的感觉，知道力量来自我的哪些肌肉，以及我需要记住什么提示来保持良好的姿势，或保护我的颈部（对我来说，这是一个问题）。有时候，比如在进行腹部紧缩练习时，我会在思考运动方式上取得突破，这使我能够更有效地锻炼正确的肌肉。我每周用到的训练器给我的感觉就像是老朋友，而其他训练器就像我还在了解的人，有他们还没有告诉我的秘密。

那些两周进行一次的锻炼计划包括 9 个练习：更多的单关节练习和针对更小肌肉的练习，包括肱二头肌弯举和肱三头肌推举、扩胸和侧平举。这意味着它们的代谢负荷不高。如果需要的话，我可以在晚上做这些练习，做完后我也不会有像是要瘫倒在地板上的感觉（这是每周的主要锻炼后我享受的感觉）。对于颈部，我可以通过耸肩来强化和伸展我的斜方肌，我还尝试过颈部伸展和屈曲；我知道，治疗疼痛的最好方法不仅包括伸展或按摩，还包括增强力量。

在锻炼中，我颈部之外的其他部位基本没发生过疼痛或损伤的情况。但我知道，尽可能多地训练肌肉并强化我的整个身体是一种预防伤病的措施。我没有背痛的问题，我知道核心腰椎训练器会帮助我保持这种状态；我的肩部现在状态也很好，肩部旋转练习将降低它们未来出现疼痛的风险。

锻炼之后，我的心情会在这一天的剩余时间里明显变得更好。我不仅感觉到了激素的澎湃，还获得了深深的满足感，因为我知道自己正在做一件对自己来说可能是最好的事情。随着时间的推移，我开始注意到一些微小的影响：别人气喘吁吁时，我的耐力仍然在线；旅行时的颈部疼痛减少了；出现了新的肌肉曲线。

我知道许多女性害怕因举重而变得肌肉发达，我以前也是。但我现在不再担心这个问题。我们很少有成为健美运动员的合适基因。我可以在进行腿部推举时举起 780 磅的重物，我的大腿现在更加粗壮，但没有你想象的那么粗壮。随着时间的推移，我的态度发生了变化。当家里有东西需要搬的时候，我能帮上忙，这让我感到很自豪。我很自豪自己完成了强悍泥人（Tough Mudder）的障碍赛，甚至觉得它没有那么难。我为自己练出的肌肉感到自豪，因为它们是我所有努力的有形产物。

每周的休息

由于我每周进行两次高强度的 MSTF 训练，我知道我的身体需要大量的恢复。每周添加第二次锻炼是一种调整，在进行了一个月左右的锻炼后，我感到更明显的疲劳和酸痛。而现在，我的身体已经习惯了，但我仍然必须牢记，力量是在健身房之外建立的。训练提供了刺激，但是休息和恢复会让我的力量得到增长。

因此，在一周的剩下时间里，我会尽量保持轻松。我每天早上都会试着做一些低强度运动或康复、伸展运动。我跟着视频练习瑜伽。我参加理疗训练，练习如何正确地收紧每侧肩胛骨，或正确地将我的体重分配到双脚上。我会尽可能多地在附近散步，大约每个月我都会享受一次户外摇摆舞之夜，这是很好的有氧运动。

我一直很喜欢锻炼身体，虽然我很想做更多的事情，但我会努力克制自己，节省精力，以便在下一次 MSTF 训练中全力以赴。

MSTF 训练从一开始就引起了我的兴趣是有原因的。在健身房外，我内心的批评声音一直很大，几乎不停地发出怀疑和担忧的声音，让我感觉自己做得不够好，必须做得更多。我一直保持安静，进行观察和分析，判断自己的表现，并顺应他人的期望。

在健身房内，在新元素训练，我觉得自己变了。我知道这听起来有点傻，但这是真的。很难描述我的训练课程对我有多重要。在训练过程中，我内心的批评者很安静，我没有工作压力，也不需要担心未来。我自己的声音很大，非常大，以至于安德瑞开玩笑地说，怀疑保安会听到我的声音而跑过来。我大喊大叫、大声呻吟、扭曲自己的面部、闭上眼睛，在我的生命中第一次不在乎自己看起来像什么，也不在意别人怎么想。

更重要的是，那种怀疑自己做得不够多的烦人感觉消失了。当你让一块肌肉达到力竭时，你付出了你所拥有的一切，已经没什么可以付出的了。你知道，从内心深处来讲，你已经做得够多了。我认为这就是 MSTF 让我上瘾的原因。

与此同时，我期待着自己在这项训练中逐渐变得更好。新元素训练的训练器允许你以两磅为增量来调整重量，这意味着进展缓慢而稳定（且安全）。但这种速度并没有对我形成困扰，我会长期坚持下去。我有更多的训练器需要熟悉，还有更多的东西需要学习。每周，我都会有一些小小的想法——关于如何让我的重复更顺畅、如何改变肘部的角度，以及如何放松不需要参与的肌肉。总有一些需要改进的地方，想到我有一个可以为之奋斗一生的项目，我就感到很兴奋，那就是我自己的身体，我自己的力量。

阿莉森·伍德罗夫（Allyson Woodrooffe），TEPP 联合开发者和联合董事

在我年轻的时候，我不是特别喜欢运动，但是我非常喜欢游泳、滑雪和划独木舟等活动。然后，在我 16 岁的时候，一个偶然的机会让我接触到了一种新的强化力量和健身的方式，从那时起，这种方式就深深地印在我的心中。

在 10 年级的整整一个学期里，我参加了一个户外教育项目，这个项目把我们从教室里解放出来，让我们进入了加拿大最西边的省份不列颠哥伦比亚省的荒野。我们进行了 4 次大型旅行——在白雪皑皑的森林里进行越野滑雪、在山里进行冬季露营、在偏远地区划两周的独木舟，以及在海湾群岛骑自行车。在我们探险的间隙，我们每天都进行训练，以适应这些活动。我们的健身方法非常简单，就是跑步（长跑、短跑、山地跑），并进行无数次俯卧撑、仰卧起坐、高抬腿等。我永远不会忘记第一次锻炼后的次日早上，当我醒来时全身酸痛——我以蜗牛般的速度滚到床边，转动身体，这样我的腿就可

以滑向地面，同时我可以小心翼翼地用手臂把自己推起来。我的每一块肌肉都在疼痛。

一个月后，在二月的一个寒冷、没有阳光的日子里，我背着一个 40 磅重的背包，艰难地爬上一个冰冷的山坡。我和同学们正徒步走向黑塔斯克山脚下的一片草地，我们将在那里露营，度过两个寒冷的夜晚。我们沿着一条 4 英里长的小路攀升了 3500 英尺，但结冰的小路让我们感觉我们爬的是一条 40 英里长的小路。爬上斜坡的每一步都令人筋疲力尽。当我们出发时，我的大多数男性同伴都冲出大门（也许是渴望展示他们的活力），冲上小路，而我们其余的人则落在后面，采用了更慢、更稳定的步伐。

低下头，我发现如果我沉浸在自己的动作中，专注于我的呼吸，就可以一步一步地继续前进。我仍能回想起我的呼吸、我双腿的感觉，以及一种深深的平和、宁静和专注的感觉。第一个小时过后，我注意到我经常从一群人旁边路过，那些人气喘吁吁——由于坡度和海拔的原因，他们的呼吸变得更加困难。我整个早上都保持这样的状态，然后惊讶地发现，我是第一个到达最后一个弯道并走进草地的人。让这一切成为可能的是，我发现了一种深层的、平静的内在资源，然后挖掘这种资源并信任它。

数十年后，关于那个学期的细节已经有些模糊，但很明显，在那 5 个月里，我养成了对运动的热爱，这种热爱一直伴随着我的成年生活。但是，我一直都没能再感受到那种平静的、更深层的资源，直到有一天我在新元素训练中需要它时。

我的 MSTF 训练

当我第一次踏入新元素训练的健身房时，我对那里没有任何分散注意力的刺激物的场景感到震惊。这里没有电视、没有音乐、没有镜子，只有许多训练器，每一台都专门用于锻炼特定的肌肉。我一直是一个安静的人，多年来经历过几次脑震荡，这让我在喧嚣、混乱的空间中感到很不适应。这个宁静的空间给人一种如释重负的感觉。而锻炼本身也让人感觉很好——成功使肌肉达到极限，有时甚至在骑自行车回家时，我都会思考我的手臂是否还有力气在红灯时按刹车。

成为新元素训练常客的几年后，我发现自己站得更直、腿更有力，感觉自己变得越来越强壮——在 53 岁时，我感觉自己成功地"逆流而上"。我发现自己跑得更快，打网球更出色，整体感觉更健康，而无须减少活动。去年夏天是我十年来的第一个没有因为肩伤而需要休息几周的网球赛季。我将这归功于我在新元素训练中的锻炼，特别要归功于肩袖训练器以及我肩部和背部肌肉的持续强化。

过去，菲利普和我每周都去新元素训练的健身房进行一次锻炼，同时也在健身房外进行自己的锻炼。现在，我们每周去两次，互相帮助进行最近由安德瑞介绍的新锻炼。我们每周完成两个不同的全身锻炼计划，但其中一个更侧重于上半身，另一个更侧重于下半身。完成每个日常锻炼计划需要用到 10 台训练器，我们采用了一种新的计时结构，这对于稳步提高我们的力量至关重要：30 秒降低重物，30 秒举起重物，30 秒再次降低重物；与此同时，我们的搭档每 5 秒做一次提醒，以让我们保持节奏。

因此，我们在每台训练器上都从离心收缩开始，这将训练重点放在离心收缩上，从而获得最大的力量收益。完成最后 30 秒的离心收缩后，你会在接下来的 10~20 秒内达到力竭，否则你的搭档会记录下一个更大的重量，以供下周使用。以这种极慢的速度前进时，你会有一种深刻的体验——没有任何掩饰，也没有匆忙通过运动范围的增量。你能清晰地感受到自己的力量，当你接近力竭时，你有机会更深入地了解你的能力，看看自己是否能再坚持更久一些。力竭来临时，常常伴随着灿烂的笑容和幸福感。

对我和菲利普来说，以这种新的方式一起锻炼、一起变得更强大，互相见证彼此如此充满活力，是一种快乐。通过这样的见证，我感觉我们的关系加深了，即使是在结婚 30 多年后。

我要介绍的训练器有很多，但腿部推举机是让我最清晰地认识到最深层自我的训练器。我第一次认识到最深层自我是在黑塔斯克山的山路上。腿部推举动作涉及身体最大的肌肉，需要的能量非常多，很快就能让我体会到我与自己核心的关系。这种强度，尤其是在接近力竭时，让人感到快乐、充满活力，并能诚实面对弱点。在我第一次体验到这一点时，这种经历非常不可思议：我对生活的一切敞开心扉；我什么都不是，同时我也是一切。当我接触到我生命中最深层、最真实的部分时，泪水不止一次从我的眼中流出——为体验如此的活力而感到欣慰，也为体验如此的活力而感到震惊。

坐姿划船机和躯干划船机实际上是所有训练器中我最不喜欢的两种，但它们对我的姿势影响最大，所以我仍会非常忠实地使用它们。我的背部肌肉经历了一次缓慢（缓慢到令人痛苦）的觉醒，但现在我终于能感觉到它们的存在，感觉到它们在支撑着我的姿势和头部，减轻了我颈部肌肉的紧张。这真是让我如释重负。

最后要提到的一台训练器是核心躯干旋转机。我不太确定为什么我这么喜欢这台训练器——也许是因为这种旋转对我的脊柱非常有好处。但也有可能是因为我感到侧面和核心肌肉也变得越来越强壮。虽然我肯定没有明显的"六块腹肌"，但我感觉到在这些肌肉中有一种新的支撑力量，且巧合的是，我的下背部问题已经消失了。

两年中定期进行 MSTF 训练对我的生活产生了深远的影响——我全身都变得更强壮了。一些长期处于休眠状态的肌肉也恢复了活力。在每一次锻炼中，我的目标都是屈服于感觉，深入挖掘自身潜力，然后再深入一些。当我接近力竭时，我有时会发出咆哮声，这常常让我感到惊讶和愉悦。

在每次锻炼中变得越来越强壮不是我们的文化对女性的期望，更不用说中年女性。MSTF 训练让我获得了一种与其他训练课程或在其他健身房的训练完全不同的体验。没有与他人（或我自己）的竞争——我只是在那里，锻炼，尽可能地保持在当下。结果，我对自己的身体有了更多的信任，无论是从岩石上跳下来，还是在困难的情况下坚持自己的立场。MSTF 训练让我变得更有活力。

我喜欢做的其他事情

几年前，一位朋友邀请我参加由塞西莉·米尔恩（Cecily Milne）创建的良好移动（Move Well）运动课程，那是我第一次接触功能性运动的概念。塞西莉和其他教练的工作激发了我对探索的兴趣，帮助我认识到我热爱的不仅仅是运动，更是运动本身带来的新意识。不论是用一条腿保持平衡，弯腰捡起积木，还是在房间里漫步，抑或是悬挂在杆子上，我都享受通过灵动的身躯重新认识自我的乐趣。

我致力于 MSTF 训练的一个重要原因是它确保我能继续做我喜欢的其他事情。大多数早晨，我和几位朋友一同散步。我每周跑步数次，进行一次 HIIT。我还喜欢打网球、游泳（无论是在湖中还是游泳池中）及滑雪。

保持活跃的另一个动力是梦想着教未来的孙子们滑雪。我不想给我们的孩子施加任何压力，但我清楚地记得祖母带我滑下山坡的时候那种被她夹在双腿间的感觉。我希望有一天我也能这样，让孩子们体验从白雪覆盖的山坡上冲下来的快乐。我非常感谢安德瑞和 MSTF 训练让我具备实现这个梦想的可能。

菲利普·谢泼德（Philip Shepherd），TEPP 联合开发者和联合董事

我的 MSTF 训练

在开始阿莉森描述的 30 秒离心收缩、30 秒提升、再 30 秒离心收缩的日常锻炼计划之前，我通常每周会在新元素训练进行一到两次个人锻炼。这个日常锻炼计划是我想在这里讨论的内容。不管形式如何，我的 MSTF 训练都是我这一周甚至整个生活的锚点。在锻炼时，我通过清除所有内心的麻木或难以摆脱的挫败感，将注意力集中到具体的任务中，来唤醒自己。这个任务就是对抗阻力，直到无法对抗。这总是将我置于本我的核心，并让我处于一种平静且清醒的状态中。和阿莉森一起去新元素训练是我们一个长期的约会。这可能不是最浪漫的时刻，但相互分享、见证、支持是一次非凡的经历。

我个人锻炼的许多方面相当传统，一些是基于个人需要和受伤的特殊原因。我个人锻炼一开始就进行的腿部推举则完全偏离 MSTF 的原则。这也是我仍在进行的唯一一个没有遵循 30 秒离心收缩 / 提升 / 离心收缩流程的练习。因为我在个人锻炼中进行腿部推举练习的方式更容易治疗膝盖旧伤，并且仍能让我达到力竭。一年多前，我将座位往前挪了挪，使膝盖的屈曲度增大——大约达到 78 度。重量逐渐增加，直到我举起了所有的配重片，进行了 7 分钟的练习才达到力竭。安德瑞建议将座位前移，以缩短达到力竭的时间，效果显著。我不得不减去近 100 磅的重量，才能从膝盖屈曲度更大的位置移开，

并且更早达到力竭。

现在，我的身体适应了新的姿势，我也进一步调整了锻炼方法。我将腿部推举的重量设置为 940 磅，坐在训练器上，主动感受自己的感觉，而不是试图让自己兴奋或准备好。我的注意力只放在核心上，让呼吸穿过核心，让自己尽可能地活在当下。当我的核心与踩压踏板的双腿建立联系时，等待呼气的开始，然后慢慢推动重物，直到双腿恰好接近膝盖锁定的"直腿"位置。为了热身，我将重物下移一些，再向上推，再下移多一些，再向上推，然后讲重物完全放下，开始全范围的运动。

在这个重量下进行 2~2.5 分钟的练习后，我放下重物，迅速增加了 40 磅的重量，使总重量达到 980 磅。我专注于我的核心，开始用新的重量再次进行腿部推举，并总是让呼吸到达并激活我的核心，让核心成为呼气和举重的力量来源。在这一刻，当重物降低时，我仿佛感觉到它失去的势能通过我的双腿，被传递到我的核心，为下一次提升做准备。

进行了大约 5 分钟的练习后，我再次停下来，快速增加了 20 磅的重量，使总重量达到 1000 磅——这是训练器能提供的最大重量。重新开始锻炼时，感觉自己像是在挖掘生命源泉。我的整个存在都是可用的，对每一刻都是有反应的——无须审查，一切都可以感觉到。当我继续进行腿部推举时，我的意识通常会扩展到整个房间，甚至更远的地方，向世界敞开心扉，让生命的活力穿过我的身躯。随着我尽可能完全敞开心扉感受这种体验，我对每一次推举都有相当深刻的感受。这种活力，这种对我生动的、每时每刻的生活欢迎的体验，是一个未知的领域（该领域总是全新的，总是不可预测的），是我可能在整个星期中都在享受的与我自己、我的优势、我的生命源泉的最深刻的相遇。

这种体验的最奇怪部分发生在我承诺尽可能轻柔地推举重物的时候。这种做法完全违背了在接近力竭时会浮现的"继续前进，更加努力"的意志倾向；但其效果具有变革性。我被释放到一种轻松的氛围中，所有的分裂都消失了：在这种氛围中，努力、收缩和压力都让我体验到一种难以形容的仿佛置身海洋的快乐。我试图将这种对轻柔的屈服带到我所做的每一件事情上。我感觉这是我经历过的最具身化且充分扩展的状态。

我接着又做了 5 分钟左右的慢速重复练习，让重物尽可能缓慢地下降。所以总的来说，我最终做了 9~10 分钟的腿部推举练习，这与推荐的 2 分钟相差甚远。这绝对是一次极端的体验，但即使这样，我的核心仍然准备好再做一次重复。通常情况下，我的腿并没有达到力竭——而是我达到了力竭。因为我达到了力竭，所以我无法再让大量能量冲刷我的身体。

当练习结束时，我放松下来。我清空了自己对这个世界的意识，处于一种罕见的幸福状态，一周的挫折、担忧或忙碌没有留下任何痕迹。我在那一刻完全平静下来，放空自己，让自己处于临在状态。我在那个状态中徘徊了一阵——反正现在我几乎无法走路，于是我顺其自然，就这么待着。因此，我并不担心没达到应在 30 秒内转换到下一台训练器这一要求，也不担心会错过按要求去做给心脏带来的好处。10 分钟的腿部推举肯定会让我的心脏负担过重，而我因为较慢的转换速度可能错过一些东西，我会通过每周进行一次 HIIT 来弥补。我稍后会讨论 HIIT。完全临在状态带来的幸福感太珍贵了，让我无法缩短练习时间。

一旦幸福感完全消退，我就要开始完成基本六项练习的其余部分，这样我所有的主要肌肉群最终都会达到力竭。其他五项练习是划船、胸部推举、下拉、肩部推举和划船躯干。每次做练习的时候，我都会在一次连续的呼气中提升重物，随着我的力量减弱，这一点变得尤为重要。在降低重物时，我只是让我的身体根据需要自由地呼吸。每一次呼吸都会到达会阴部，而每一次提升都会从会阴部开始。在训练期间，我在两种不同的状态之间转换，有时会同时体验两种不同的状态：一种状态是被动状态，只允许来自核心的能量通过我的身体，并完全体验它；另一种状态是完全的激活——完全临在当下以确认这种激活的必要性，并毫无保留地对这种必要性做出反应。通常，当我在一次练习中达到力竭时，我会停下来，暂时沉浸在身体里流动的愉悦感中。

因为腿部推举需要 10 分钟的时间，所以我通常无法在 30 分钟内完成基本六项练习。在完成这些练习后，我会继续做一些其他练习，做每一项练习都有特定的个人原因。完成 5 次上半身练习后，我会做一些腿部练习。我从小腿推举练习开始，只需弯曲脚踝，抬起脚掌，然后再让其回到初始位置。在我开始做这个练习之前，我经常会在早上醒来时发现脚踝有卡住的感觉，就像关节脱臼了一样，需要重新调整。有时在我跑步的时候，脚踝也会出问题。在我每周做一次小腿推举后，无论是在早上还是跑步时，脚踝都没有再出问题。

然后进行膝盖伸展练习，我做这个练习是因为，正如我前面提到的，我的膝盖受过伤。但现在膝盖变得越来越强壮，肌肉也变得越来越平衡，这意味着膝盖的生物张拉整体得到改善。结果，我膝盖的疼痛不断减轻，只要膝盖朝着这个方向发展，我就感到很满足。

接下来是腿部弯举练习，该练习可以增强腘绳肌。我一生中骑了很多次自行车，相比之下，骑自行车会让我的股四头肌更强壮，但腘绳肌却变得更弱。强化腘绳肌是给这些肌肉带来更好平衡的一种方法。

然后是内收肌练习（双腿并拢，抵抗阻力）和外展肌练习（双腿分开，抵抗阻力）。在天气允许的时候，我会打网球，强化内收肌和外展肌对追球所需的左右移动有益。之后，我在一台能够孤立和强化肩袖肌肉的训练器上进行练习。在我开始去新元素训练之前的几年里，我的肩部肌肉一直非常紧绷，甚至在我以双手放在头后、肘部放松的姿势躺下时都会感到疼痛。进行了一段时间的肩袖练习，疼痛消失了——现在我可以舒服地以那个姿势睡觉了。

接下来，我使用非计算机化的、不太精确的训练版迈德士腰椎伸展机——该训练器不需要安德瑞进行设置。但是和医用迈德士腰椎伸展机一样，该训练器也能强化下背部肌肉。几十年前，我的背部因伐木而受伤，其影响至今仍在。但是随着下背部肌肉的加强，我越来越少觉察到背部疼痛。

最后，我做了腹部紧缩练习。让腹肌达到力竭并帮助它们记住它们的力量在支撑整个身体方面有多重要，对我来说很重要。

锻炼结束后，阿莉森和我骑自行车回家——在我骑自行车时，脑海里经常会浮现猜猜是谁（the Guess Who）乐队演唱的名为"浑身颤抖（Shakin' All Over）"的歌曲——因为那正是我在做的事情。这让我感觉很棒。

健身房外

我的 MSTF 训练确保我的肌肉不断超载、恢复、重新平衡、变得更强壮。因为我通常会花很多时间进行写作或在计算机前工作，所以我需要在一周内以不同的方式放松身体。我可能会去骑自行车、跑步或打网球（打得不好，但对这项运动充满热情）。我还会试着每天做 25 次交叉训练波比跳（包括俯卧撑的那种），只是因为在一天的中间阶段，让身体充满活力的感觉很好。

除此之外，我每周还会尝试两项训练。第一项是加拿大皇家空军开发的 5BX 训练。人们常说旧习难改，这似乎就是事实。我从 1971 年开始进行这项训练，现在它对我来说就像一个老朋友，一个我每周都会试着联系一次的老朋友。

如前所述，我每周还会进行一次 HIIT。阿莉森和我有一台 Concept II C 型划船机，我的身体在该器械上会变得活跃起来，尤其在我决定进行一次 9.5 分钟的 HIIT 后。我对健身专家克拉伦斯·巴斯（Clarence Bass）的训练进行了调整，形成了这个 HIIT 方案，具体如下所示。

· 3 分钟轻松热身。

· 30 秒全力冲刺。

· 1.5 分钟轻松恢复。

· 30 秒全力冲刺。

· 1.5 分钟轻松恢复。

· 30 秒全力冲刺。

· 2 分钟轻松放松。

　　每周像这样让身体尽可能放松一次，感觉棒极了——这与进行慢节奏、高强度的 MSTF 训练后的体验截然不同。我总共只跑了 1.5 分钟。整个训练所用时间并不多——但我惊讶于每周一次的训练是如何让我冲刺阶段的划船速度越来越快的。

　　我还意识到，无论我在一周中做了哪些活动，它们都不会让我的肌肉达到力竭。MSTF 训练使我身体的肌肉组织成为我生活中许多事情的基础，使我变得越来越强壮，我将永远感谢安德瑞邀请我参加新元素训练的课程，并将我引入高强度力量训练的世界。

术语表

全因死亡（All-cause mortality）指任何原因导致的死亡。

细胞凋亡（Apoptosis）细胞的程序性死亡，是细胞健康所必需的。在本书中，细胞凋亡是由运动诱发的，也称为"刽子手"。

自噬（Autophagy）身体回收受损细胞的过程。在本书中，自噬也称为"清理/回收队"，锻炼可以促进自噬。

生物张拉整体（Biotensegrity）这个术语由斯蒂芬·莱文提出，解释了负荷通过肌肉、韧带和筋膜等结缔组织网络在体内传递。这种观点与身体负荷通过骨骼机械传递的理念背道而驰，因为建筑物的重量可能通过钢梁和混凝土的承重结构进行传递。生物张拉整体原则认为，保持肌肉强壮和平衡有助于确保你的骨骼继续处于"漂浮"状态。没有这种支撑，骨骼就会开始相互摩擦，造成疼痛和损伤。肯尼思·斯内尔森的雕塑作品（如《针塔》）阐释了生物张拉整体原则。

耐力纤维（Endurance fibers）这是一种特殊的肌肉纤维（也称为慢肌纤维），收缩平稳，疲劳慢，恢复快。它们是第一批被募集的纤维。

糖原（Glycogen）当身体有多余的葡萄糖时，这些葡萄糖就会转化为糖原，储存在肌肉和肝脏中。

高强度间歇训练（High-Intensity Interval Training，HIIT）一种有氧运动，包括短距离冲刺（通常是跑步、骑自行车、游泳或划船）和短时间恢复，两者交替进行。

高强度训练（High-Intensity Training，HIT）在这种训练中，训练者会缓慢地上下移动重物，直到达到短暂的肌肉力竭。该训练通常在两分钟内完成。

兴奋效应（Hormesis）压力对身体产生的有益影响。这种压力可能以剧烈运动、炎热、寒冷、饥饿或低剂量毒素的形式出现。

中间纤维（Intermediate fibers）这是一种特殊的肌肉纤维（也称为中间收缩纤维），具有中等的耐力、爆发力和恢复能力。当耐力纤维疲劳时，身体就会募集这些中间纤维。

线粒体（Mitochondria；Mitochondrion）被称为"细胞的发电站"，是细胞内具有多种功能的细胞器。它们的主要作用是将我们所消耗的碳水化合物和脂肪酸转化为身体可以利用的能量形式。

短暂的肌肉力竭（Momentary muscle failure）指肌肉在承受负荷的情况下变得无法移动甚至无法支撑负荷的那一刻。

肌细胞因子（Myokine）发现于 21 世纪初，是由肌肉收缩产生的信使分子。人们已经确定了 600 多种肌细胞因子，它们负责身体因运动而产生的广泛积极适应。

正念力量训练至力竭（Mindful Strength Training to Failure，MSTF）本书介绍的一种锻炼形式。

仅离心收缩重复（Negative-only reps）这是一种特殊的训练形式，在这种训练中，目标肌肉不会提升重物——所有重复都是在降低重物的时候完成的（即运动范围的离心收缩部分）。仅离心收缩重复已被证明可以加速力量的增长。

新元素训练（New Element Training，NET）由安德瑞·雅科文科创建的健身品牌。

动力纤维（Powerhouse fibers）一种专门的肌肉纤维（也称为快速收缩纤维），随着使用而变大，可以产生爆发性能量。它们是进行锻炼时最后被募集的纤维，也是肌少症患者最先减少的肌肉纤维。

渐进式抗阻训练（Progressive resistance training）一种训练方法，在这种训练中，随着时间的推移，肌肉变得越来越强壮，练习中所用的阻力也会增加，以促进力量的进一步增长。

运动范围（Range of motion）在练习过程中移动重物时，目标肌肉在开始位置被拉长，然后随着目标肌肉的缓慢收缩，在整个运动范围内移动重物，直到目标肌肉到达该练习所允许的完全收缩位置。从收缩位置开始，目标肌肉再次拉长，在运动范围内降低重物，以便回到开始位置。

重复次数（Reps, repetitions）当你将一个重物从开始位置移动到运动范围的顶部，然后再回到开始位置时，就完成了一次重复。

肌少症（Sarcopenia）随着年龄的增长而出现的肌肉力量和肌肉量的下降。

组数（Sets）在传统的力量训练中，通过预先确定的重复次数来提升和降低给定的重物，从而完成一组练习。短暂休息后，再做一组或更多组的练习。在 MSTF 训练中，没有固定的重复次数，因为你需要不断地提升和降低重物，直到力竭为止，因此一组练习就足够了。

去乙酰化酶（Sirtuins）这是一个由七个长寿基因组成的家族，有助于保护身体，对抗衰老带来的主要疾病。

稳态运动（Steady–state exercise）一种保持稳定速度的有氧运动形式。该运动不涉及高强度的爆发力输出。以可持续的速度步行或跑步就是稳态运动的示例。

生存回路（Survival circuit）一种古老的细胞对压力或逆境（饥饿、寒冷、炎热、剧烈运动）的反应，停止繁殖，集中身体资源进行修复。激活生存回路可以带来延长寿命的效果。

具身临在过程（The Embodied Present Process，TEPP）菲利普·谢泼德和他的合作伙伴阿莉森·伍德罗夫共同开发的一种哲学和一系列练习，可以帮助人们体验具身正念。

负荷时间（Time under load）在进行高强度训练或 MSTF 训练时，重要的不是重复次数，而是达到瞬间肌肉力竭所需的时间。这段时间称为负荷时间。

注释

1 在这本书中，当我们提到"肌肉"一词时，我们讨论的是骨骼肌——即那些附着在骨上、移动我们身体的肌肉，而不是心肌或帮助消化等的平滑肌。

2 Shock NW. Physical activity and the "rate of aging." *Can Med Assoc J* 1967;96:836–840.

3 Rosenberg IH. Sarcopenia: Origins and clinical relevance. *J Nutr.* 1997 May;127(5 Suppl):990S–991S.

4 Rosenberg, Sarcopenia:990S.

5 PubMed 是一个在线资源，提供免费访问超过 3000 万份科学出版物的路径，这些出版物有助于个人和全球健康。

6 Cao L, Morley JE. Sarcopenia is recognized as an independent condition by an International Classification of Disease, Tenth Revision, Clinical Modification (ICD-10-CM). *J Am Med Dir Assoc* 2016;17(8):675–677.

7 Filippin LI, Teixera VN, da Silva MPN, Miraglia F, da Silva FS. Sarco-penia: a predictor of mortality and the need for early diagnosis and inter- vention. *Aging Clin Exp Res*. 2015 Jun;27(3):249–254.

8 Filippin et al. Sarcopenia.

9 Prado CM, Purcell SA, Alish C, et al. Implications of low muscle mass across the continuum of care: a narrative review. *Ann Med*. 2018 Dec;50(8):675–693.

10 Prado, Implications of low muscle mass.

11 People with low muscle strength more likely to die prematurely. University of Michigan, Michigan News.

12 Li, R, Xia J, Zhang XI, et al. Associations of muscle mass and strength with all-cause mortality among US older adults. *Med Sci Sports Exerc*. 2018;50(3):458–467.

13 Williams, C. The way you move can change how you think and feel. *New Scientist*.

14 Kearney R. Losing our touch. *New York Times*. Aug 30, 2014.

15 This definition comes from the website of the National Center for Chronic Disease Prevention and Health Promotion (NCCDPHP).

16 Centers for Disease Control and Prevention, National Centre for Chronic Disease Prevention and Health Promotion (NCCDPHP). About Chronic Diseases.

17   National Centre for Chronic Disease Prevention and Health Promotion (NCCDPHP).

18   Carrera-Bastos P, Fontes-Villalba M, O'Keefe J, Lindeberg S, Cordain L. The western diet and lifestyle and diseases of civilization. *Research Reports in Clinical Cardiology* 2011;2(2):15–35.

19   Carrera-Bastos P, et al. The western diet and lifestyle.

20   Pedersen BK. The physiology of optimizing health with a focus on exercise as medicine. *Annu Rev Physiol.* 2019 Feb 10;81:607–627.

21   Carrera-Bastos P, Fontes-Villalba M, O'Keefe J, Lindeberg S, Cordain L. The western diet and lifestyle and diseases of civilization. *Research Reports in Clinical Cardiology.* 2011;2(2):17.

22   Janssen I, Shepard DS, Katzmarzyk PT, Roubenoff R. The health- care costs of sarcopenia in the United States. *J Am Geriatr Soc.* 2004 Jan;52(1):80–85.

23   Borba VZC, Costa TL, Moreira CA, and Boguszewski CL. Mechanisms of endocrine disease: sarcopenia in endocrine and non-endocrine disorders. *Eur J Endocrin.* 2019 May 1;180(5):R185–R199.

24   Gabrielle Lyon in conversation with Mark Hyman. *Dr. Hyman: The Doc-tor's Farmacy Blog.*

25   McGuff D. Strength training for health and longevity [video].

26   Cooper KH. *Aerobics.* New York, NY: Bantam Books; 1977:9.

27   Cooper KH. *Aerobics*:16.

28   Steele J, Fisher J, Skivington M et al. A higher effort-based paradigm in physical activity and exercise for public health: making the case for a greater emphasis on resistance training. *BMC Public Health.* 2017 Apr 5;17(300):1–8.

29   Steele J. et al. A higher effort-based paradigm:3.

30   Steele J. et al. A higher effort-based paradigm:8.

31   Mcleod JC, Stokes T, Phillips SM. Resistance exercise training as a primary countermeasure to age-related chronic disease. *Front Physiol.* 2019 Jun 6;10:645.

32   Gibala M. *The One-Minute Workout.* New York: Avery; 2017:46.

33   Thompson H. Walk, don't run. *Texas Monthly.* Published Jun 1995.

34   Thompson H. Walk, don't run.

35   Thompson H. Walk, don't run.

36   Steele J, Fisher J, Skivington M, et al. A higher effort-based paradigm in physical activity and exercise for public health: making the case for a greater emphasis on resistance training. *BMC Public Health.* 2017 Apr 5;17(300):1–8.

37   Thomson H. Why strength training may by the best thing you can do for your

health. *New Scientist*, Apr 15, 2020.

38   Yang J, Christophi CA, Farioli A, et al. Association between push-up exercise capacity and future cardiovascular events among active adult men. *JAMA Netw Open*. 2019 Feb;2(2):e188341.

39   Yang J et al. Association between push-up exercise capacity and future cardiovascular events:6.

40   Cooper KH. *Aerobics*. New York: Bantam Books, 1977:12.

41   Saltin B, Nazar K, Costill DL, et al. The nature of the training response: peripheral and central adaptations of one-legged exercise. *Acta phsiol. scand.* 1976 Mar;96(3):289–305:300.

42   Saltin B et al. The nature of the training response:302.

43   McGuff D, Little J. *Body by Science*. New York: McGraw Hill; 2009:41.

44   Cooper KH. *Aerobics*. New York: Bantam Books; 1977:13.

45   McGuff D, Little J. *Body by Science*. New York: McGraw Hill; 2009:21.

46   McGuff D, Little J. Body by Science:25.

47   Tipton CM. Susruta of India, an unrecognized contributor to the history of exercise physiology. *J Appl Physiol*. 1985. 2008 Jun;104(6):1553–1556.

48   Hoffmann C, Weigert C. Skeletal muscle as an endocrine organ: the role of myokines in exercise adaptations. *Cold Spring Harb Perspect Med*. 2017 Nov 1;7(11):a029793.

49   Pedersen BK, Steensberg A, Fischer C, et al. Searching for the exercise fac- tor: is IL-6 a candidate? *J Muscle Res Cell Motil*. 2003;24(2-3):113–119.

50   Pedersen BK. Muscles and their myokines. *J Exp Biol*. 2011 Jan 15; 214(Pt 2):337–346:343.

51   Dr. Mercola interviews Dr. Doug McGuff. Hi-intensity training and its health advantages [video].

52   Lee JH, Jun HS. Role of myokines in regulating skeletal muscle mass and function. *Front Physiol*. 2019 Jan 30;10:42.

53   Reynolds G. A single session of exercise alters 9,815 molecules in our blood. *New York Times*. Jun 10, 2020.

54   Mcleod JC, Stokes T, Phillips SM. Resistance exercise training as a primary countermeasure to age-related chronic disease. *Front Physiol*. 2019 Jun 6;10:645.

55   This figure is from a study commissioned by the American Diabetes Asso- ciation, Economic costs of diabetes in the U.S. in 2017. American Diabetes Association. Published Mar 27, 2018.

56   Coghlan A. The workout pill: why exercise is the best medicine. *New Sci–entist*.

57　Westcott WL. Resistance training is medicine: effects of strength training on health. *Curr Sports Med Rep.* 2012 Jul-Aug;11(4):209–216.

58　Mcleod JC, Stokes T, Phillips SM. Resistance exercise training as a primary countermeasure to age-related chronic disease. *Front Physiol.* 2019 Jun 6; 10:645.

59　Mcleod JC et al. Resistance exercise training as a primary countermeasure.

60　Pedersen BK. The physiology of optimizing health with a focus on exercise as medicine. *Annu Rev Physiol.* 2019 Feb 10;81:609.

61　Westcott WL. Resistance training is medicine: effects of strength training on health. *Curr Sports Med Rep.* 2012 Jul-Aug;11(4):209–216.

62　Pedersen BK. The physiology of optimizing health with a focus on exercise as medicine. *Annu Rev Physiol.* 2019 Feb 10;81:607–627.

63　Hunter GR, Bryan DR, Wetzstein CJ, Zuckerman PA, Bamman MM. Resistance training and intra-abdominal adipose tissue in older men and women. *Med Sci Sports Exerc.* 2002 Jun;34(6):1023–1028.

64　Ibañez J, Izquierdo M, Argüelles I, et al. Twice-weekly progressive resis- tance training decreases abdominal fat and improves insulin sensitivity in older men with type 2 diabetes. *Diabetes Care.* 2005 Mar;28(3):662–667.

65　Thomson H. Why strength training may by the best thing you can do for your health. *New Scientist.* Apr 15, 2020.

66　Mcleod JC, Stokes T, Phillips SM. Resistance exercise training as a primary countermeasure to age-related chronic disease. *Front Physiol.* 2019 Jun 6; 10:645.

67　Kim H-K, Hwang C-L, Yoo J-K, et al. All-extremity exercise training improves arterial stiffness in older adults. *Med Sci Sports Exerc.* 2017 Jul;49(7):1404–1411.

68　Mcleod JC, Stokes T, Phillips SM. Resistance exercise training as a primary countermeasure to age-related chronic disease. *Front Physiol.* 2019 Jun 6; 10:645.

69　Mcleod JC et al, Resistance exercise training as a primary countermeasure:5.

70　Mcleod JC et al, Resistance exercise training as a primary countermeasure:5.

71　Mcleod JC et al, Resistance exercise training as a primary countermeasure:5.

72　Mcleod JC et al, Resistance exercise training as a primary countermeasure.

73　Mcleod JC et al, Resistance exercise training as a primary countermeasure.

74　Phaneuf S, Leeuwenburgh C. Apoptosis and exercise. *Med Sci Sports Exerc.* 2001 Mar;33(3):393–396.

75　He C, Bassik MC, Moresi V, et al. Exercise-induced BCL2-regulated autophagy is required for muscle glucose homeostasis. *Nature*. 2012 Jan 18;481(7382):511–515.

76   Mcleod JC, Stokes T, Phillips SM. Resistance exercise training as a pri- mary countermeasure to age-related chronic disease. Front Physiol. 2019 Jun 6;10:645.

77   Merzenich M. *Soft–Wired*. San Francisco: Parnassus Publishing; 2013:5.

78   Hutchinson A. New study shows the right workout routine can help fight dementia. *Globe and Mail*. Nov 25, 2019.

79   Thomson H. Why strength training may by the best thing you can do for your health. *New Scientist*. Apr 15, 2020.

80   Fiatarone Singh MA, Gates M, Saigal N, et al. The study of mental and resistance training (SMART) study—resistance training and/or cognitive training in mild cognitive impairment: a randomized, double-blind, dou- ble-sham controlled trial. *J Am Med Dir Assoc*. 2014 Dec;15(12):873–880.

81   Westcott WL. Resistance training is medicine: effects of strength training on health. *Curr Sports Med Rep*. 2012 Jul-Aug;11(4):212.

82   Gordon BR, McDowell CP, Hallgren M, Meyer JD, Lyons M, Herring MP. Association of efficacy of resistance exercise training with depressive symp- toms: meta-analysis and meta-regression analysis of randomized clinical trials. *JAMA Psychiatry*. 2018 Jun 1;75(6):566.

83   Singh NA, Clements KM, Fiatarone MA. A randomized controlled trial of progressive resistance training in depressed elders. J Gerontol A Biol Sci Med Sci. 1997 Jan;52(1):M27-35.

84   Gordon BR, McDowell CP, Hallgren M, Meyer JD, Lyons M, Herring MP. Association of efficacy of resistance exercise training with depressive symp- toms: meta-analysis and meta-regression analysis of randomized clinical trials. *JAMA Psychiatry*. 2018 Jun 1;75(6):567.

85   World Health Organization. Falls fact sheet. January 16, 2018. WHO, Geneva.

86   Lee IH, Park SY. Balance improvement by strength training for the elderly. *J Phys Ther Sci*. 2013 Dec;25(12):1591–1593:1591.

87   Martin A. Arthur Jones, 80, exercise machine inventor, dies. *New York Times*, Aug. 30, 2007.

88   Martin A. Arthur Jones dies.

89   McGuff D, Little J. *Body by Science*. New York: McGraw Hill; 2009:53.

90   Fisher J, Steele J, Bruce-Low S, Smith D. Evidence-based resistance training recommendations. *Medicina Sportiva*. 2011;15:147–162:154.

91   Hay JG, Andrews JG, Vaughan CL. Effects of lifting rate on elbow torques

exerted during arm curl exercises. *Med Sci Sports Exerc*. 1983;15(1):63–71.

92　Westcott WL, Winett RA, Anderson ES, et al. Effects of regular and slow speed resistance training on muscle strength. *J Sports Med Phys Fitness*. 2001 Jun;41(2):154–158:156.

93　Carlson L, Jonker B, Westcott WL, Steele J, Fisher JP. Neither repetition duration nor number of muscle actions affect strength increases, body com- position, muscle size, or fasted blood glucose in trained males and females. *Appl Physiol Nutr Metab*. 2019 Feb;44(2):200–207.

94　Jones A. Flexibility as a result of exercise. *Athletic Journal*.

95　McGuff D, Little J. *Body by Science*:58.

96　McGuff D, Little J. *Body by Science*:152.

97　Spólnicka M, Pośpiech E, Adamczyk JG, et al. Modified aging of elite ath- letes revealed by analysis of epigenetic age markers. *Aging (Albany NY)*. 2018;10(2):241–252.

98　Peterson JA. Total conditioning: a case study. *Athletic Journal*. 1975 Sep; 56:40.

99　Peterson JA, Total conditioning:50.

100　Leighton, JR. Flexibility characteristics of three specialized skill groups of champion athletes. *Arch Phys Med Rehabil*. 1957;38:580–583.

101　Peterson JA. Total conditioning:51.

102　As reported by Caroline Williams in *New Scientist*. Afonso J, Ramirez-Campillo R, Moscão J et al. Strength training is as effective as stretching for improving range of motion: A systematic review and meta-analysis. *MetaArXiv*.

103　McGuff M, Little J, *Body by Science*: 107.

104　Latham N, Liu CJ. Strength training in older adults: the benefits for osteo- arthritis. *Clin Geriatr Med*. 2010;26(3):445–459.

105　Hennenhoefer K. Muscle imbalances & tensegrity. *Dr. Hosteopathic Blog*.

106　From Keiser Training. Werner Kieser—strengthening the world [video]. Published Dec 13, 2019.

107　A selection of such studies.

108　Primeau CA, Birmingham TB, Moyer RF, et al. Trajectories of per- ceived exertion and pain over a 12-week neuromuscular exercise pro- gram in patients with knee osteoarthritis. *Osteoarthritis Cartilage*. 2020 Nov;28(11):1427–1431.

109　Primeau CA, et al. Trajectories of perceived exertion and pain over a 12- week neuromuscular exercise program. *Osteoarthritis Cartilage*. 2020 Nov;28(11):1427–1431.

110　Doidge N. *The Brain That Changes Itself*. New York: Viking; 2007: 63.

111 Peterson JA. Total conditioning: a case study. *Athletic Journal*. 1975 Sept;56:41.

112 McGuff D, Little J. *Body by Science*. New York: McGraw Hill; 2009:59.

113 Mcleod JC, Stokes T, Phillips SM. Resistance exercise training as a primary countermeasure to age-related chronic disease. *Front Physiol*. 2019 Jun 6; 10:645.

114 Fisher J, Steele J, Bruce-Low S, Smith D. Evidence-based resistance training recommendations. *Medicina Sportiva*. 2011;15:147–162:147.

115 Pontzer H. Evolved to exercise. *Scientific American*. 2019 Jan.

116 Harvard Heart Letter. Born to move: human hearts evolved to need exer- cise. Jan 1, 2020. Harvard Health Publishing, Boston, MA.

117 Owen N, Bauman A, Brown W. Too much sitting: a novel and important predictor of chronic disease risk? *Br J Sports* Med. 2009 Feb 43;(2):81.

118 The Heart Foundation. Is sitting the new smoking? *The Heart Beat Blog*.

119 Diaz KM, Duran AT, Colabianchi N, Judd SE, Howard VJ, Hooker SP. Potential effects on mortality of replacing sedentary time with short seden- tary bouts or physical activity: a national cohort study. *Am J Epidemiol*. 2019 Mar 1;188(3):537–544.

120 Stamatakis E, Pulsford RM, Brunner EJ, et al. Sitting behaviour is not associated with incident diabetes over 13 years: the Whitehall II cohort study. *Br J Sports Med*. 2017 May;51(10):818–823:822.

121 Stamatakis E. Why sitting is not the 'new smoking'.*The Conversation*.

122 Barlow CE, et al. Association between sitting time and cardiometabolic risk factors after adjustment for cardiorespiratory fitness. Cooper Center Longitudinal Study, 2010–2013. *Prev Chronic Dis*. 2016 Dec 29;13:E181.

123 Stamatakis E, Gale J., Bauman A, Ekelund U, Hamer M, Ding D. Sitting time, physical activity, and risk of mortality in adults. *J Am Coll Cardiol*. 2019 Apr 30;73(16):2062–2072:2062.

124 Nauman J, Stensvold D, Coombes JS, Wisløff U. Cardiorespiratory fitness, sedentary time, and cardiovascular risk factor clustering. *Med Sci Sports Exerc*. 2016 Apr;48(4):625–632:625.

125 Hutchinson A. How your office job is affecting your metabolism. *Globe and Mail*. Mar 22, 2019.

126 Diaz KM, Duran AT, Colabianchi N, Judd SE, Howard VJ, Hooker SP. Potential effects on mortality of replacing sedentary time with short seden- tary bouts of physical activity: a national cohort study. *Am J Epidemiol*. 2019 Mar 1;188(3):537-544:541.

127 Diaz KM et al., Potential Effects on Mortality:539.

128 Diaz KM et al., Potential Effects on Mortality:542.

129 Bass C. Too much sitting is risky—even for people who train. *From the Desk of Clarence Bass.*

130 Westcott, WL, Winett RA, Annesi JJ, Wojcik JR, Anderson ES, Madden PJ. Prescribing physical activity: applying the ACSM protocols for exercise type, intensity, and duration across 3 training frequencies. *Phys Sportsmed.* 2009 Jun;37(2): 51–58.

131 McGuff D, Little J. *Body by Science.* New York: McGraw Hill; 2009:183.

132 Bowman K. *Move Your DNA.* Carlsborg, WA: Propriometrics Press; 2017:56–59.

133 Bowman, K. *Move Your DNA*:59.

134 The Heart Foundation. Is sitting the new smoking? *The Heart Beat Blog.*

135 Hunter GR, Plaisance EP, Carter SJ, Fisher G. Why intensity is not a bad word: Optimizing health status at any age. *Clin Nutr.* 2018 Feb;37(1):56–60.

136 Gibala M.*The One–Minute Workout.* New York: Avery; 2017:191.

137 Gibala M.*The One–Minute Workout*:211.

138 Fisher J, Steele J, Bruce-Low S, Smith D. Evidence-based resistance training recommendations. *Medicina Sportiva.* 2011;15:147–162:147.

139 Fisher J, et al. Evidence-based resistance training:148.

140 Gibala M. *The One–Minute Workout*:17.

141 Gibala M. *The One–Minute Workout*:78.

142 Gibala M. *The One–Minute Workout*:81.

143 关于菲利普 HIIT 方案更详细的信息见第 8 章。

144 Gibala M. *The One–Minute Workout*:181.

145 Steele J, Fisher J, McGuff D, Bruce-Low S. Resistance training to momen- tary muscular failure improves cardiovascular fitness in humans: A review of acute physiological responses and chronic physiological adaptations. *Journal Exerc Physiol Online.* 2012 Jun;15(3):53–80:68.

146 Steele J. et al. Resistance training to momentary muscular failure:69.

147 Hortobágyi T, Hill JP, Houmard JA, Fraser DD, Lambert NJ, Israel RG. Adaptive responses to muscle lengthening and shortening in humans. *J Appl Physiol* (1985). 1996 Mar;80(3):765–772.

148 Smith D, Bruce-Low S. Strength training methods and the work of Arthur Jones. *J Exerc Phys online.* 2009;7(6).

149 Epidemiology of Osteoporosis and Fragility Fractures. *International Oste- oporosis Foundation.*

150 Pasco JA, Mohebbi M, Holloway-Kew KL, Brennan-Olsen, SL. Musculo-skeletal decline and mortality: prospective data from the Geelong Osteopo- rosis Study. *J Cachexia Sarcopenia Muscle*. 2017 Jun;8(3):482–489:482.

151 Watson SL, Weeks BK, Weis LJ, Horan SA, Beck BR. Heavy resis-tance training is safe and improves bone, function, and stat-ure in postmenopausal women with low to very low bone mass: novel early findings from the LIFTMOR trial. *Osteoporos Int*. 2015;26(12):2889–2894:2889.

152 Hong AR, Kim SW. Effects of resistance exercise on bone health. *Endocri–nol Metab (Seoul)*. 2018;33(4):435–444:436.

153 Hong AR, Kim SW. Effects of resistance exercise on bone health:436.

154 Hong AR, Kim SW. Effects of resistance exercise on bone health:437.

155 Hong AR, Kim SW. Effects of resistance exercise on bone health:436.

156 Thomson, H. Why strength training may be the best thing you can do for your health. *New Scientist*. Apr 15, 2020.

157 Carpinelli, R. The size principle and a critical analysis of the unsubstanti- ated heavier-is-better recommendation for resistance training. *J Exerc Sci Fit*. 2008 Jan; 6(2):67–86:68.

158 Bruno NE, Kelly KA, Hawkins R, et al. Creb coactivators direct ana-bolic responses and enhance performance of skeletal muscle. *EMBO J*. 2014;33(9):1027–1043.

159 Sauter E. Revealing the molecular secrets of short, intense workouts. Scripps Research Institute. News and Views.

160 Reynolds G. For fitness, push yourself. *New York Times Well Blog*.

161 Rebelo-Marques A, De Sousa Lages A, Andrade R, et al. Aging hallmarks: the benefits of physical exercise. *Front Endocrinol (Lausanne)*. 2018 May 25;9:258.

162 Sinclair DA. *Lifespan: why we age and why we don't have to*. New York: Atria Books; 2019:44.

163 Sinclair DA. *Lifespan*:24.

164 Sinclair DA. *Lifespan*:24.

165 Melov S, Tarnopolsky MA, Beckman K, Felkey K, Hubbard A. Resistance exercise reverses aging in human skeletal muscle. *PLoS One*. 2007 May 23;2(5):e465.

166 Memme JM, Erlich AT, Phukan G, Hood DA. Exercise and mitochondrial health. *J Physiol*. 2021 Feb;599(3):803–817.

167 Rygiel KA, Picard M, Turnbull DM. The ageing neuromuscular sys-tem and sarcopenia: a mitochondrial perspective. *J Physiol*. 2016 Aug 15;594(16):4505.

168　Scutti, S. Interval training exercise could be a fountain of youth [video]. *CNN Health*. Published Mar 8, 2017.

169　Melov S, Tarnopolsky MA, Beckman K, Felkey K, Hubbard A. Resistance exercise reverses aging in human skeletal muscle. *PLoS One*. 2007 May 23;2(5):e465.

170　Hood DA, Memme JM, Oliveira AN, Triolo M. Maintenance of skeletal muscle mitochondria in health, exercise, and aging. *Annu Rev Physiol*. 2019 Feb 10;81:19–41.

171　The relationship between exercise and illness [video]. *CTV News*. Published May 25, 2019.

172　Winett RA, Ogletree AM. Evidence-based, high-intensity exercise and physical activity for compressing morbidity in older adults: a narrative review. *Innov Aging*. 2019 Jul 26;3(2):igz020.

173　Richter EA, Ruderman NB. AMPK and the biochemistry of exercise: implications for human health and disease. Biochem J. 2009;418(2):261275:4.

174　Sinclair D.A. *Lifespan: why we age and why we don' t have to*. New York: Atria Books; 2019:102.

175　Sinclair D.A. Lifespan:103.

176　Sinclair D.A. Lifespan:104.

177　Rebelo-Marques A, De Sousa Lages A, Andrade R, et al. Aging hallmarks: the benefits of physical exercise. Front Endocrinol (Lausanne). 2018 May 24;9:258.

178　Winett RA, Ogletree AM. Evidence-based, high-intensity exercise and physical activity for compressing morbidity in older adults: a narrative review. Innov Aging. 2019 Jul 26;3(2):igz020.

179　Winett RA, Ogletree AM. Evidence-based, high-intensity exercise:9.

180　McGuff D, Little, J. Body by Science. New York: McGraw Hill; 2009:184. 181 Westcott WL. Resistance training is medicine: effects of strength training on health. Curr Sports Med Rep. 2012 Jul-Aug;11(4):209–216.

182　Westcott WL. Resistance training is medicine:210.

183　Irving BA, Davis CK, Brock DW, et al. Effect of exercise training intensity on abdominal visceral fat and body composition. Med Sci Sports Exerc. 2008;40(11):1863–1872.

184　McGuff D, Little, J. Body by Science:181.

185　McGuff D, Little, J. Body by Science:186.

186　Vieira AF, Umpierre D, Teodoro JL, et al. Effects of resistance training performed to failure or not to failure on muscle strength, hypertrophy, and power output:

a systematic review with meta-analysis. J Strength Cond Res. 2021 Apr 1;35(4):1165–1175.

187 Reynolds G. Lessons on aging well, from a 105-year-old cyclist. New York Times.

188 Plato (trans. by Lee D.) Timaeus and Critias. Harmondsworth, UK: Pen- guin Books; 1983:61.

189 Herbert N, Elemental Mind: Human Consciousness and the New Physics. New York: Dutton; 1993:185). Nørretrander T. The User Illusion: Cutting Consciousness Down to Size. New York: Viking; 1998:126.

190 Clark BC, Mahato NK, Nakazawa M, Law TD, Thomas JS. The power of the mind: the cortex as a critical determinant of muscle strength/weakness. J Neurophysiol. 2014 Dec 15;112(12):3219–3226.

191 Doidge N. The Brain That Changes Itself. New York: Viking; 2007:242.

192 Plato (trans. by Lee D.) Timaeus and Critias. Harmondsworth, UK: Pen- guin Books; 1983:61.

193 Doidge N. The Brain That Changes Itself. New York: Viking; 2007:46.

194 Doidge N. The Brain That Changes Itself:68.

195 McDougall C. Born to Run. New York: Knopf; 2009:103.

196 Bradley H, Esformes J. Breathing pattern disorders and functional move- ment. Int J Sports Phys Ther. 2014;9(1):28–39.

197 Armstrong J. Keepers of the earth. In: Roszak T, Gomes ME, Kanner, AD. (eds.). Ecopsychology: restoring the earth, healing the mind. San Francisco: Sierra Club Books; 1995:319.

198 Shepherd P. New Self, New World. Berkeley: North Atlantic Books; 2011. See Chapter 10, Leaving the hub.

199 Robinson B. The Abdominal and Pelvic Brain. Chicago: Frank S. Betz Co; 1907:6.

200 Von Dürckheim KG. Hara: The Vital Center of Man. London: Unwin; 1977.

201 Herrigel E. Zen in the Art of Archery. New York: Vintage; 1971:34.

202 Herrigel E. Zen in the Art of Archery:55.

203 Herrigel E. Zen in the Art of Archery:6.

204 Herrigel E. Zen in the Art of Archery:62.

205 Herrigel E. Zen in the Art of Archery:67.

206 Alexander MJ. (trans.) The Earliest English Poems. Harmondsworth, UK: Penguin Books; 1966:123.

我们各自和共同的感谢

来自安德瑞的感谢

通过亲身体验菲利普·谢泼德的作品，以及在他的日常生活中观察他，我知道他有多么特别。能和他在同一句话中被提及就会让我感到非常荣幸，更不用说成为他的合著者！我由衷地感谢菲利普同意和我一起做这个项目，并创作出一部代表作。我无法与世界上其他任何人一起写出这么好的一本书。

非常感谢阿莉森·伍德罗夫在这个项目的幕后做出的所有努力，以及她在设计这本精美图书时的惊人才华。谢谢你，阿莉森！

如果没有 NET，这本书就无法面世。NET 是我们观察、学习和实施所有细微实践的地方，使力量训练对每个人都变得更安全、更有效。我仍然很喜欢 NET，就像 8 年前我第一次将 NET 的概念变成现实时一样，甚至比那个时候更喜欢它。NET 让我在这些年里坚持训练，保持健康，感觉自己比实际年龄年轻了 20 岁。

如果没有我们的客户，就没有业务，没有 NET，也没有这本书。我非常感谢 NET 的所有了不起的客户，他们相信我们的培训，多年来一直支持 NET，并像我一样欣赏 NET。特别感谢我的朋友梅赫罗兹·米斯特里和赵晓兰，他们一直在我身边，给予我无条件的支持！

我还要感谢 NET 过去的、现在的和未来的所有工作人员，感谢你们为正念训练所做的贡献，以及你们在与 NET 客户分享训练内容的过程中所做的出色工作。没有你们，就没有 NET。我还要特别感谢格雷厄姆·弗利特，在我需要他的时候，他总是在我身旁，他还为 NET 客户提供了他出色的理疗技术。

我要感谢那些帮助我建立起 NET 的人，特别是沃纳·基泽，当我还在构思 NET 概念时，他为我提供了指导。安息吧，我的朋友，你的工作将会持续影响很多代人。我要感谢我以前的同事马丁·穆克、克里斯·埃文斯和詹妮弗·莱亚，感谢他们在我创办公司时给予我的支持。非常感谢迈德士的鲍勃·西科拉和埃格特·巴威克，感谢你们提供的出色服务，使 NET 有机会使用全球最好的力量训练机构。我将永远感激我的前老板兼业务伙伴泰德·厄克特，他在我以前的业务中给了我一个机会，并在没有多少人相信我能成功创办 NET 的时候帮助我解决了与 NET 相关的问题。还要非常感谢戴夫·汤普森，他是 NET 第一个网站的所有者。没有你们这些人多年来的支持，我不确定 NET 是否会取得成功。

我还想感谢一些了不起的人，是他们从百忙之中抽出时间来阅读书稿，并写出了作者所希望的最精彩的书评。最后但同样重要的是，我要感谢我才华横溢的妻子索菲和我们出色的孩子诺瓦、米拉和伦奇。只有你们自己知道你们为了让我完成这项工作和实现我的梦想做出了多少牺牲！

来自菲利普的感谢

我在这个世界上所做的工作之所以取得成果，是因为深度合作给我的生活增添了光彩。我不断向我的妻子阿莉森求助，进行咨询、比较、提问，并找到明确的答案。她不仅是 TEPP 的联合董事，她的个人特色和情感也为这本书增色不少。她设计了这本书的封面和里面的每一页。她还演示了书中的许多练习，并为作者拍摄了一些照片，还在最后一章中提供了她在 MSTF 训练方面的个人体验。正如我的生活一样，我无法想象如果没有她，这本书会变成什么样子。

这本书的写作是由无数的从业者、研究人员和作家们共同促成的，他们为这本书所依赖的循证研究奠定了基础，我们向所有这些人表示感谢和钦佩。我们最想感谢的是道格·麦高夫和约翰·利特尔，他们合作写出了关于这个主题的经典著作《科学健身》。我购买的《科学健身》一书因为我的反复阅读和翻查而卷了边。《抗衰力》一书写完时，我和安德瑞都被道格·麦高夫的慷慨所感动，他从百忙之中抽出时间来阅读这本书，然后在他精彩的推荐序中向世界介绍了这本书。

本书的成稿得益于许多慷慨的读者的鼓励和有益的评论。在撰写本书初稿的关键阶段，凯西·斯托克的建议和更正是一笔宝贵的财富。在写作的最后阶段，罗伊·格拉韦尔博士非常细心地阅读了开篇章节，并利用他丰富的专业知识，提出了一些修改意见，还推荐了重要的研究论文，并提出了宝贵的建议——所有这些不仅强化了这本书的论证，还避免了一些可能令人深感遗憾的瑕疵。

我那些了不起的兄弟姐妹们也为这本书做出了贡献。因此，感谢黛比、德里克，尤其是罗布，他在笔记和电话里分享了他的想法和见解，并且一直鼓励大家，坚持让文本达到最高的准确性标准。康妮·肖也发表了一些有益的评论，她是人们所期望的最敏锐的读者之一。

在我们将书稿变成你现在正在阅读的成书过程中，我们得到了北大西洋出版社每个部门的慷慨相助。

每个练习的照片都为这本书提供了我们所希望的视觉支持，同时增加了美感。因此，非常感谢杰里米·米姆纳出色的拍摄技巧，与他一起工作十分快乐。

编辑部门的林恩·坎宁安为这本书提供了一些敏锐的提醒、更正和建议，所有这些都使这本书的逻辑变得更加清晰和简单。孜孜不倦、一丝不苟的阿维娃·瓦贡是一名杰出的校对人员，有时敢于超越校对的主要关注点，去关注更广泛的设计和意图问题。对此，我们深表感激。

此外，出版社的团队简直太棒了，他们在每一步都为我们提供指导、专业知识，并坚定不移地致力于为这本书提供实现最大利益的服务。感谢他们对这本书所做的贡献。我们非常感谢艾莉森·诺尔斯、贝文·多纳休和德鲁·卡瓦诺，感谢他们以如此娴熟的技巧和细心帮助我们将这本书推向世界。还要感谢特丽莎·佩克和蒂姆·泰特让我们如期完成这本书，感谢艾玛·科福德为这本书的设计和制作铺平了道路，感谢凯瑟琳·阿内特在有声读物创作方面的帮助。企鹅兰登出版团队的投入也让我们受益匪浅，非常感谢他们在评估这本书的封面和书名方面给予的帮助。

我还要特别感谢蒂姆·麦基，感谢他让我提前看到了这本书的前景，并在我人生的关键阶段与我共度美好的时光。在那段时间里，他帮助我了解到了这个项目的大局，并将在正确的基础上建立该项目。

我在录音棚里花了很多时间，录制《抗衰力》的有声读物，并在莫费特制作公司的阿什顿·普莱斯的指导下录制每一句话。和他一起工作总是很愉快，我多次对他的耐心和敏锐的耳朵感到惊讶。因此，阿什顿，感谢你在这段美妙录制过程中的陪伴和指导！

NET 的教练基拉·纽曼为这本书增添了不少内容，她在最后一章中对自己的 MSTF 训练经历进行了精彩描述。帕姆·弗朗西斯、萨雷·加纳维和赵晓兰都会在周日的下午欣然现身 NET，通过演示相关练习来帮助我们。朱莉娅·佩普勒为这本书提供了加倍贡献，她不仅演示了迈德士腰椎伸展训练器的使用方法，还创建了这本书的网站（编者注：指英文原版书的网站）。凯特·佩普勒是一位忠实的、备受赞赏的啦啦队队长。感谢你们所有人！

我们非常幸运，能够让催化剂出版公司的丽莎·布劳恩·杜贝尔斯带头宣传本书，帮助这本书进入读者的手中。

当然，我必须提到安德瑞。我不记得他是真的扭着我的手臂说，"我们需要写这本书"，还是只是暗示他可能会写这本书。不管发生了什么，我都非常感激。与他共同创作这本书是一次奇妙的冒险。这让我有机会深入研究一个我基本上不熟悉的课题，但这个课题直接关系到对我的生活来说最重要的问题。在这个过程中，我从安德瑞身上学到了更多东西，我的生活也因我们的友谊而更加丰富，这是我可以用语言表达出来的。我最大的希望是，读者也能从我们创作的这本书中得到同样的滋养和指引。

推荐资料

网站

NET 官网

NET 是安德瑞在多伦多创办的一个健身房。NET 官网包含一些关于"如何做"MSTF 练习的视频、旨在补充这本书的在线研讨会等内容。

TEPP 官网

TEPP 是菲利普·谢泼德和阿莉森·伍德罗夫分享的一种具身实践模式。在 TEPP 官网，你可以找到即将召开的 TEPP 研讨会和导师培训的列表、菲利普的文章和对他的采访等。

《抗衰力》官网

英文原版书官网，包括英文原版书的评论，以及安德瑞和菲利普接受的关于 MSTF 的采访内容。

图书

《全新整体性》

菲利普的第二本书，向有兴趣了解菲利普作品的人推荐这本书。这本书因其独到的视角而备受赞誉，它揭示了我们是如何对自己的身体、我们与世界的关系以及我们自身永恒的整体感失去敏感性的。

《新自我，新世界》

菲利普的第一本书，深入探讨了我们是如何走到今天这一步的——我们与自然和内在的冲突。这本书涵盖了物理学、心理学、戏剧、人类学和历史等主题，揭示了我们超越所处的范式、进入一种更可持续的生活方式所面临的挑战。

《科学健身》

由医学博士道格·麦高夫和约翰·利特尔合著的一本关于高强度训练的经典书。该书提供了和以往一样的关于高强度训练的信息，还提供了大量的相关材料，包括高强度训练启动的一些细胞转化过程。（《科学健身》的简体中文版于 2023 年由人民邮电出版社出版。）

视频

　　《生物张拉整体和动态解剖学》（*Biotensegrity and Dynamic Anatomy*）是斯蒂芬·莱文博士发布的一个精彩视频，解释了生物张拉整体的原理。生物张拉整体将永远改变你对身体结构和运动的理解。腰椎伸展练习的视频由道格·麦高夫发布。

运动产品

自重腹部紧缩练习可使用的支撑垫

　　该支撑垫可以为下背部提供支撑，并增加目标腹部肌肉的运动范围，帮助训练者更好地完成自重腹部紧缩练习。可在亚马逊网站购买。

　　MSTF 训练需要用到的其他产品信息参见 NET 网站。

作者简介

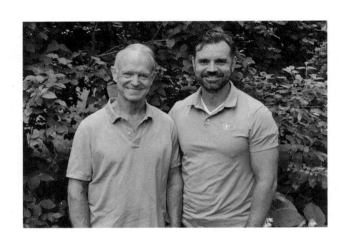

菲利普·谢泼德

　　菲利普·谢泼德被公认为全球具身运动的领导者。他是 TEPP 的创始人，他根据 40多年的具身教学实践创造了这一训练方法，并在世界各地的研讨会和导师培训中分享此方法。TEPP 以独特的方式结合了具身的两种必要资源：有效的实践和对健身文化盲点的深刻理解，这往往会让我们保持清醒。TEPP 基于菲利普的两本书，即《全新整体性》和《新自我，新世界》，这两本书阐述了健身文化脱离现实的原因、危险和挑战。菲利普的个人具身之旅包括青少年时期独自骑自行车穿越欧洲、伊朗、印度和日本等地；研究日本古典能剧；在加拿大与他人共同创办跨学科戏剧公司；制作两部国际制作的剧本和一部电视纪录片；在伦敦、纽约、芝加哥和多伦多的舞台上担任主角。他和他的合作伙伴、妻子阿莉森·伍德罗夫共同举办研讨会，开展为期一年的导师培训，并和她一起生活在一个无车岛社区，居住在他们设计和建造的房子里。

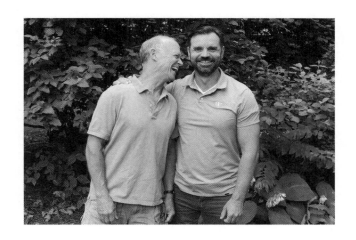

安德瑞·雅科文科

安德瑞·雅科文科来自乌克兰，20 岁时来到以色列，那时他口袋里的钱还不到 5 美元。三年后，他和未婚妻决定永久移居加拿大。他在多伦多大学获得理学学士学位后，去麦克马斯特大学就读研究生，然后作为一家地球物理企业的合伙人开启了成功的职业生涯。多年后，安德瑞偶然发现了《科学健身》一书，该书介绍了高强度训练的科学原理。在与一群朋友将高强度训练原则付诸实践后，安德瑞看到了身体的深刻变化，并开始尽可能多地了解高强度训练及其独一无二的对健康的益处。他发现适当的锻炼（尤其是高强度训练）有改变生活（包括他自己的生活）的力量。安德瑞决定放弃他在地球物理学领域的高薪职业，在多伦多成立了一家名为 NET 的顶级高强度训练机构。NET 是加拿大迈德士设备最齐全的训练机构，专门致力于 MSTF 这一省时的训练方法。

译者简介

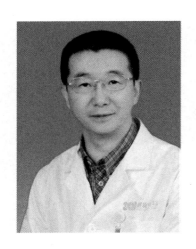

瓮长水

　　中国人民解放军总医院第二医学中心康复医学科主任、主任医师；中国老年医学学会康复医学分会副会长，中国人民解放军理疗与康复专业委员会常委，中华医学会运动医疗分会运动康复学组委员，中国医师协会神经内科医师分会神经康复专业委员会委员；《中国康复理论与实践》期刊编委，《中国老年保健医学》期刊编委；译有《科学健身：每周训练 12 分钟，重塑力量、体形与健康》等书。